TABLEAU
HISTORIQUE ET MORAL,

DES

PRINCIPAUX OBJETS EN CIRE PRÉPARÉE

ET COLORIÉE D'APRÈS NATURE,

Qui composent le Cabinet

De J. Fʳ. BERTRAND,

Ancien Professeur de Physiologie et d'Accouchemens, et Auteur dudit CABINET, rue
Haute-Feuille, n°. 31.

Soyons utiles à nos semblables.

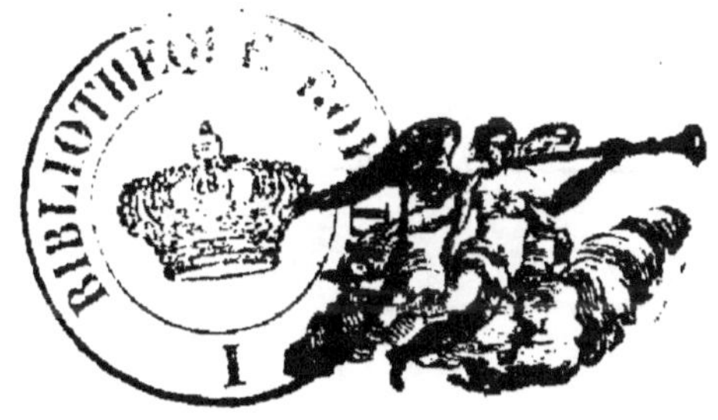

A PARIS,

DE L'IMPRIMERIE DE RICHARD,
Place Cambrai, n°. 4.

AN VII DE LA RÉPUB.

A V I S.

C'est d'après les représentations dont les personnes judicieuses ont bien voulu m'honorer, que je me suis déterminé à mettre au jour la Notice des principales Pièces de mon Cabinet, à laquelle j'ai joint quelques réflexions physiologico-pathologiques et morales sur-tout, pour la rendre plus intéressante à tout le monde et plus salutaire à la jeunesse ; car, n'en doutons pas, nos maladies tiennent bien plus du moral que du physique : puissent-elles fructifier, autant que je le desire, pour le bien de mes semblables !......

TABLEAU

HISTORIQUE ET MORAL

DES

PRINCIPAUX OBJETS EN CIRE PRÉPARÉE
ET COLORIÉE D'APRÈS NATURE,

Qui composent le Cabinet de J. Fˢ. BERTRAND
ancien Professeur de Physiologie et d'Accouchemens, et Auteur dudit Cabinet.

————

Ces objets sont divisés en trois classes ; savoir : dans la première sont compris ceux concernant l'Anatomie ; dans la
seconde, les Maladies ; dans la troisième, la Génération,
la Grossesse, l'Accouchement, l'Allaitement, et plusieurs
autres objets utiles et agréables.

————

OBJETS *concernant l'Anatomie humaine
et comparée.*

1°. UN SQUELETTE DE GRANDEUR NATURELLE. ——
Le squelette est proprement la charpente osseuse
du corps humain. Les os sont les parties les plus

solides du corps ; ils servent d'appui à toutes les autres ; leur bonne conformation contribue beaucoup à la beauté de l'homme.

Hypocrate avoit une si grande ideé des os en général et du squelette en particulier, qu'il en recommandoit expressément l'étude à son fils Thessale et à ses disciples.

2°. Une myologie, pour voir la forme, la couleur et l'arrangement des muscles , qui sont les organes destinés à exécuter les différens mouvemens du corps. — Rien n'est plus admirable que la structure des sphincters , où l'on ne peut déterminer ni point fixe ni point mobile ; cependant ils agissent d'une manière très-sensible. Le savant Borelli a donné un excellent traité de l'action des muscles.

3°. Une angeiologie , pour voir les ramifications des artères et des veines. Personne n'a encore egalé les injections admirables du célèbre Ruysch.

4°. Une névrologie, où l'on voit les principales distributions des nerfs , leur origine , les ganglions, les plexus, etc. Willis et Morgagni se sont beaucoup appliqués à développer la structure des nerfs , et les physiologistes, depuis Bergerus, ont tâché d'y établir un fluide très-subtil , comme étant l'agent principal de l'harmonie du corps, des passions, des voluptés, des peines, des satisfations, etc. Les femmes et les enfans ont le genre nerveux très-sensible et très-irritable , aussi rougissent - ils facilement. C'est par la connoissance des nerfs qu'on peut expliquer les mouvemens sympatiques et certains phénomènes qui n'ont pourtant rien que de très-naturel et dont tant de fourbes ont abusé le vulgaire.

5°. Un cadavre d'homme de grandeur naturelle , dont la poitrine et l'abdomen sont ouverts , pour voir la situation naturelle des viscères.

6°. Un cadavre de femme de grandeur naturelle, dont la matrice est ouverte pour voir l'enfant et les viscères qui l'entourent.

7°. Une tête , dont le crâne est dépouillé, pour voir les os dont il est composé et les sutures qui les unissent. — Hypocrate , Vesale , Hunaud , etc. ont fait des remarques judicieuses sur ces engrenures.

8°. Tête, dont le crâne est enlevé, pour voir la dure-mère. — Baglivi fait beaucoup agir cette membrane dans les maladies nerveuses , etc.

9°. Tête, où l'on voit la pie-mère , le corps calleux , où Lancisi et la Peyronie avoient établi le siége de l'ame.

10°. Autre tête représentant une coupe orisontale des hémisphères du cerveau, de manière qu'on voit ses substances , les ventricules supérieurs, les corps canelés , la voûte à trois piliers , la faulx , etc.

11°. Autre tête où l'on voit la voûte renversée pour bien découvrir le plexus choroïde , les couches , la vulve , l'anus , le troisième ventricule , la glande pinéale , où Descartes avoit placé le siége de l'ame avec une confiance qui étonne dans un philosophe de cette trempe !.... les *nates* , les *testes* , la veine de Galien , etc.

12°. La base du cerveau avec ses six lobes , son union avec le cervelet , la moële alongée , les dix paires de nerfs , les artères carotides et vertébrales , la basilaire , etc.

13°. Coupe perpendiculaire du cervelet , dont l'entrelassement des substances forme une espèce d'arbrisseau , qu'on nomme arbre de vie.

14°. Coupe perpendiculaire et orisontale du cerveau et du cervelet sur une même tête , en sorte que , d'un coup-d'œil , on voit la structure de ces deux viscères. Les célèbres Vicq d'Asir , Daubanton , l'abbé Delille , Desault , Halley , Bourru et autres , ont vu cette pièce avec beaucoup d'intérêt.

15°. Coupe perpendiculaire du crâne , de la face et du cou , jusqu'à la dernière vertèbre cervicale , où l'on voit de quelle manière le cerveau et le cervelet sont liés avec les autres parties du corps.

L'homme est, de tous les animaux, celui dont le cerveau est le plus volumineux, et dont les sillons sont les plus tortueux.

L'usage des particularités du cerveau nous est absolument inconnu ; quant à la masse totale, on présume qu'elle s'épare du sang un fluide très - subtil, dont la nature est ignorée, qui coule dans les nerfs pour opérer les merveilles de l'économie animale.

Objets concernant la Face.

Nous avons représenté essentiellement les organes des cinq sens ; l'œil et ses particularités pour la vue ; l'oreille et ses particularités pour l'ouie, le nez, etc., pour l'odorat ; la bouche et son intérieur pour le goût ; et la main, surtout l'extrémité des doigts, pour le toucher. ·

Tout le monde connoît le visage et ses bornes. Chaque sexe a son visage ; celui de l'homme est fortement prononcé, grave et majestueux, sur-tout avec la barbe ; celui de la femme est rempli de finesses, de charmes et d'agrémens, les traits en sont délicats et d'une mobilité étonnante, ses yeux sont les vrais interprètes de son sentiment.

Le visage est le théâtre des passions, et je ne suis point étonné si les bons physionomistes y découvrent tout ce qui se passe dans l'ame et dans le corps. Les anciens étoient plus ins-truits que nous dans cette science : en général les personnes studieuses ou sédentaires ont le visage pâle, et sont sujettes aux maux de tête. — Elles doivent observer scrupuleusement la tempérence, modérer leurs passions, se tenir le ventre libre, se laver souvent les pieds et les tenir chauds.

La peau du visage est d'une structure plus délicate et même particulière. Dans ses maladies, il ne faut point employer les topiques gras ou onctueux, encore moins les caustiques ; car, outre qu'ils font traîner la maladie, c'est qu'ils laissent souvent des taches ou des cicatrices dé-sagréables que les femmes sur-tout ne pardonnent pas.

Objets concernant le Cou.

1°. Le larinx avec ses cinq cartilages et la trachée-artère. C'est principalement à la bonne con-formation du larinx que nous sommes redevables de la beauté de la voix et de cette douce mélodie qui enchante si agréablement notre ame (1).

2°. L'œsophage. — C'est plus par la contrac-tion de la tunique musculeuse de ce canal que

____

(1) Le docteur Ferrein a laissé un petit ouvrage savant et curieux, touchant les modifications de la voix.

les alimens arrivent dans l'estomac, que par leur propre poids; et cela est si vrai, qu'on voit des bateleurs manger et boire la tête en bas et les pieds en haut : on a vu faire aussi la même chose à des malheureux rompus étendus sur la roue, la tête pendante, pour soutenir un reste d'une affreuse vie.

3°. Les carotides, les vertébrales, les jugulaires, la moëlle épinière, etc., telles sont les parties essentielles du cou que nous avons représenté.

Le cou est comme le piédestal de la tête. Les personnes qui l'ont gros et court doivent se prémunir contre l'apoplexie et les coups de sang, éviter les passions violentes, sur-tout la colère, s'abstenir de souper, tenir leur cou à l'aise : j'avoue que cet avis n'est guère de saison, surtout aujourd'hui que la mode veut que l'on emmaillotte le cou d'une pièce de mousseline....... tandis qu'il n'y a rien de si sain que de l'avoir libre et même nu. — Les personnes, au contraire, qui ont le cou long et grêle ont à la vérité beaucoup de dispositions pour le chant; leur voix est plus soutenue et mieux cadencée; mais le poumon souffre beaucoup, c'est pourquoi elles doivent craindre la pulmonie, la péripneumonie, etc.; elles doivent modérer beaucoup leurs passions, sur-tout celle du vin, des liqueurs, du café, etc., et s'en tenir à un régime doux et humectant.

Objets concernant les viscères de la poitrine.

1°. Le poumon avec les bronches, la trachée-artère et le larinx.

2°. La substance du poumon.

3°. Les bronches avec ses subdivisions. — Le poumon est le viscère le plus volumineux ; il est le principal organe de la respiration. Les personnes qui ont la respiration laborieuse, et les asthmatiques, ne doivent pas habiter les endroits bas, ou humides, ou trop froids. — Malpighii, Ruysch et Morgagni ont fait sur ce viscère important des recherches très-curieuses.

4°. Cœur de l'homme.

5°. Cœur du porc pour en faire la comparaison.

6°. Cœur du cerf, dont les ventricules et les oreillettes sont ouverts.

7°. Coupe longitudinale du cœur de l'homme.

8°. Coupe transversale.

9°. Cœur avec son péricarde.

10°. Cœur avec l'artère de nemborc.

11°. Cœur avec l'insertion du canal thorachique dans la veine sous-clarvière. — Le cœur est le centre de la circulation du sang ; il est peu sensible selon de Haller, quoique très-irritable. Les plaies pénétrantes du cœur sont toutes mortelles. MM. Hamberger, Senac, Winslou, et autres, ont fait d'excellentes remarques sur ce viscère admirable ; au reste, Michel Servet, espagnol, est le premier qui a entrevu que le cœur étoit le foyer de la circulation du sang, puis Cesalpin, médecin italien, ensuite le célèbre Harvée qui la publia.

La poitrine est séparée du bas-ventre par le diaphragme, qui est une espèce de plancher musculeux et membraneux. Nous avons représenté le diaphragme isolé pour en bien voir la forme et l'étendue. Il ne faut pas penser avec Riolan que son usage soit d'empêcher les fuliginosités du bas-ventre de monter dans la poitrine, mais qu'il est plutôt un des principaux agens de la respiration, qu'il aide merveilleusement à la sortie de l'enfant hors de la matrice, à celle des excrémens, à la chylification, etc. Les médecins grecs avoient déjà observé que l'inflammation et les plaies du diaphragme jettoient le malade dans les convulsions et excitoient le ris sardonique.

Objets concernant les viscères du bas-ventre.

1°. Le canal alimentaire depuis la bouche jusqu'à l'anus, qui comprend le pharinx, l'œsophage, l'estomac, les intestins grêles et les gros, terminés par l'anus.

2°. Le mésentère avec une portion de l'in-

testin jéjunum , donnant naissance à des vaisseaux lactés qui vont aboutir au réservoir du
chyle , d'où sort le canal thorachíque qui va
s'ouvrir dans la veine sous-clavière gauche pour
y verser le chyle. — Les vaisseaux chylifères sont
une découverte du dernier siècle , cependant il
paroît constant qu'Érasistrate avoit connu les
veines lactées long-tems devant Azellius , non
dans l'homme, *Sed in hœdis nuperrimè mactatis.*
A l'égard du réservoir du chyle et du canal thorachique , ils ont été découverts évidemment par
Pecquet, médecin français. Je sais bien qu'Eus-
tachius avoit trouvé quelque chose d'approchant
dans des chevaux, mais sa description n'est
pas claire; d'ailleurs, il prend le commencement
du canal pour la fin, qu'il ne connoît pas même
bien , puisqu'il dit : *Finem non bene perceptum
obtinet.*

3°. Le foyer, viscère très-considérable dont
l'usage est de séparer du sang la bile, liqueur
savonneuse très-importante pour la digestion des
alimens. — Glisson, Spigel, Blasius, Cheselden,
Riolan , Bianchi, Morgagni , etc., ont fait des
dissertations intéressantes sur ce viscère.

4°. La rate, dont les vaisseaux sont considérables , mais dont l'usage ne nous est pas bien
connu , se trouve constamment dans tous les
sujets. On peut présumer qu'elle est comme un
réservoir du sang qui doit servir à la secrétion

de la bile; peut-être y reçoit-il aussi quelque préparation : ce qui semble appuyer ce sentiment, c'est que l'on a observé que, dans les cadavres, la rate étoit gonflée lorsque l'estomac étoit vuide, et qu'au contraire elle étoit bien moindre lorsqu'il étoit plein. Au reste, c'est une erreur des plus grossières de croire qu'on enlève la rate aux coureurs; d'ailleurs, elle est trop bien cachée pour qu'on puisse le faire, car la mort s'en suivroit nécessairement.

5°. Le pancréas, espèce de glande qui filtre un suc assez analogue à la salive, propre à délayer et adoucir la bile et à perfectionner le chyle. (Voyez Graaf, Verrheyen et Maurice Hoffman.)

6°. Nous avons réprésenté les reins, les urtères, la vessie et l'urètre unis naturellement, pour donner une idée claire de la secrétion de l'urine : de plus, la vessie de l'homme, celle de la femme, etc.

7°. L'épiploon, vulgairement la toilette. Cette membrane se charge quelquefois d'une grande quantité de graisse. Hypocrate avoit déjà observé que les femmes très-grasses étoient ordinairement stériles, ce qu'il attribuoit à la compression de l'épiploon sur la matrice.

Parties de la génération de l'homme et de la femme.

Nous avons représenté d'abord les liaisons

générales des parties de la génération de l'homme
entre elles et avec certains viscères, comme
la verge avec ses particularités, unie à la vessie,
et celle-ci aux testicules par les vésicules séminales et par le canal déférent ; le testicule
gauche, par la veine spermatique unie avec l'é-
mulgente du même côté ; les particularités des
testicules, des vésicules séminales, des vaisseaux spermatiques, etc. etc. — Nous avons
aussi représenté dans, le même ordre les parties
de la génération de la femme, comme la matrice
unie par le vagin à la vessie et au rectum, l'ovaire
gauche au rein gauche par la veine spermatique
unie avec la rénale du même côté. — Ensuite
les autres particularités, non - seulement de la
matrice, mais aussi des trompes, des ovaires,
des ligamens ronds, des larges, du vagin, de
ses liaisons avec les parties externes, etc.

Il n'y a que des esprits foibles ou corrompus
qui puissent s'effaroucher ou plaisanter en voyant
le tableau des parties qui renouvellent sans cesse
le genre humain ! aussi les vrais savans, bien loin
de détourner leurs yeux de ces organes admirables, y jettent au contraire les regards les
plus attentifs pour contempler avec admiration
leur méchanisme divin ! Les anciens, plus sages
que nous, pénétrés de tant de merveilles, leur
ont rendu des hommages solemnels : nous ne
ferons point étalage d'érudition pour le prouver,

nous dirons seulement qu'on plaçoit par‑tout les parties de la génération, dans les temples, dans les maisons, dans les jardins, etc. ; les femmes s'en faisoient un ornement qu'elles atta‑choient au cou : le texte sacré nous inspire la plus profonde vénération pour ces organes; les prophètes en font l'éloge le plus pompeux; la la religion chrétienne, toute chaste qu'elle est, ne veut point de ministres mutilés, tant ces parties sont nobles et dignes de notre res‑pect! et qui ne sait que, lorsque ces organes sont bien constitués, ils font la source de la vie, le bonheur des familles et le paradis de ce monde! soyons donc pénétrés d'admiration à la vue de ces objets, où la main du créateur a placé tant de merveilles à côté de tant de mys‑tères, tant de plaisirs à côté de tant de peines, tant de régularités à côté de tant de bizarreries, et rendons hommage à la nature, qui a tout accordé, tout concilié pour notre bien et notre consolation dans cette malheureuse vie !

Objets anatomiques concernant les extrémités.

Muscles du bras, de l'avant-bras, du carpe et des doigts.

Muscles du pied, avec les ramifications des saphènes.

Muscles de l'épaule coupés en travers.

Muscles de la cuisse coupés en travers, avec la situation des vaisseaux et des nerfs, etc. etc.

Raretés anatomiques.

Les principales sont :

Fragment d'un os d'un crâne humain sans diploé, de huit lignes d'épaisseur, moulé sur nature.

Cœur situé à droite, et dont toutes les parties sont à rebours, moulé sur nature.

Cœur avec l'artère de nembork, moulé sur nature.

Cœur d'un homme, dont la crosse de l'aorte est très-volumineuse, sans anévrisme, moulé sur nature.

Cœur d'une femme, dont une portion du péricarde est ossifiée en forme de cercle, moulé sur nature.

Reins d'une femme, unis et placés sur la dernière vertèbre des lombes et sur la saillie du sacrum, moulés sur nature.

Dépression naturelle du sternum, de manière qu'il n'avoit pas un pouce de distance de la colonne vertébrane d'un homme qui se portoit très-bien d'ailleurs, modelé d'après nature, etc. etc.

Tels sont les principaux objets anatomiques que l'on voit dans ce Cabiet.

L'anatomie est une science non-seulement indispensable à tous les officiers de santé, mais on peut dire aussi qu'elle est utile à beaucoup de personnes, et curieuse et même intéressante à tout le monde ; en effet, quelle étude plus digne de l'homme que celle de l'homme lui-même ? Le corps est si bien lié avec l'ame, que l'un ne peut agir sans l'autre. Quel motif plus puissant pour exciter notre zèle pour l'anatomie ! pourquoi donc n'entre-t-elle pas dans le plan d'éducation ? qui, mieux que cette science, peut inspirer aux jeunes gens une plus grande idée de l'existence de Dieu et de sa bonté infinie ? comment ne seroient-ils pas saisis du plus profond respect et de la plus grande admiration, en contemplant la beauté du corps humain, la combinaison de ses parties, la sagesse de leur arrangement ?.... C'est alors que, pleins de reconnoissance, ils s'écrieront avec joie : *Misericordias Domini in æternum cantabo.*

Si la seule mécanique du pouce a suffi à Hypocrate pour prouver l'existence d'un Dieu, si Hamberger a confondu les athées par la structure du cœur..... de quelle admiration ne devons-nous pas être pénétrés en considérant l'action du bras, sa volubilité, sa force, son adresse ? C'est sans doute la mécanique la plus étonnante de la nature !.... Que ne dirions-nous pas de l'œil, de l'oreille ! J'allois citer d'autres parties, car il n'y en a point dans le corps humain qui

3

ne porte splendidement l'empreinte de la divi-
nité !. ... et j'ai du penchant à croire que, si l'on
faisoit entrer toutes ces merveilles dans la tête de
nos jeunes gens, l'on parviendroit enfin à détruire
tous ces systêmes extravagans qui font honte à
l'esprit humain, toutes ces impostures qui cap-
tivent et tuent la raison, toutes ces opinions bi-
zarres qui empêchent l'action des ames bien
nées; on attacheroit l'homme à la vertu, on le
rendroit plus heureux, plus humain, plus doux,
plus compatissant envers ses semblables, seuls
biens que nous emportons de cette triste vie.
— Je m'arrête ici ; d'ailleurs, assez d'auteurs
recommandables ont prouvé l'utilité de l'anatomie, même dans tous les ordres de la société.

Les objets concernant l'anatomie comparée
sont, la situation, la forme et la couleur des
des viscères et des muscles de quelques quadru-
pèdes, volatiles, poissons et autres.

Objets concernant les Maladies.

Si nous n'étions attaqué que par les maladies
naturelles, elles se réduiroient à un très-petit
nombre, nous aurions bien peu à combatre et
nous serions heureux ; mais c'est à cette légion
de maux, que nos excès ont fait naître, qu'il faut
résister sans cesse; et voilà notre malheur ; mais
si nous en sommes accablés de toute espèce, nous
ne devons nous en prendre qu'à nous-mêmes,

et cela par l'intempérance ; voilà la source de tous nos maux, tant physiques que moraux. Sans nous arrêter ici pour le prouver, entrons maintenant en détail touchant notre objet principal.

Il y a vingt ans qu'ayant appris, par des Italiens même, qu'il n'y avoit rien en cire qui réprésentât les maladies, comme j'avois déjà fait, je redoublai mon travail, car je voyois dès lors qu'il étoit favorable à l'humanité, et je formai bientôt un cabinet utile. Me voyant forcé de quitter ma patrie, j'en sortis enfin avec une riche collection de pièces, seule et unique espérance de ma subsistance : mais elle devint bientôt la rage des brigands, qui, trompés par les apparences, se jetèrent sur les caisses croyant qu'elles renfermoient des armes ; les enfoncèrent sans aucun ménagement, et je n'eus que des débris et la douleur ; ce qui me réduisit à vivre à Paris dans l'obscurité, jusqu'à ce que j'eusse réparé en partie et fait assez de pièces pour mériter l'attention du public. Telle est l'origine et l'état des objets que nous allons décrire.

Maladies du Crâne.

La tête étant divisée en crâne et en face, nous commencerons par des tophus survenus à la peau du crâne d'une femme fort replette. Elle ne voulut jamais qu'on les lui extirpât, prétendant que c'étoit sa santé.

Crâne d'une fille de vingt ans, dont les os

n'étoient joints que par le péricrâne et par la dure-mère, ce qui l'obligeoit de le garantir par une calotte d'argent.

Cerveau d'un frénétique mort après avoir appris une fâcheuse nouvelle.

Cerveau d'une jeune femme morte insensée, après la mort tragique de son mari.

Maladies de la Face.

Œil carcinomateux arrivé à un maître d'escrime par un coup de fleuret.

Goutte sereine, ou aveuglement total, arrivé à une jeune femme, pour avoir mis imprudemment du précipité avec de l'onguent mercuriel dans ses cheveux pour faire passer les poux.

Morçures au visage d'un enfant de cinq ans, par un chien devenu enragé, avec qui il étoit enfermé dans une chambre.

Fungus du sinus maxillaire d'une femme, occasionné par une dent mal arrachée.

Dartres vives et boutons aux joues d'une jeune demoiselle, par les baisers d'un jeune homme dont le visage étoit bourgeonné, avec qui elle avoit dansé.

Boutons survenus aux lèvres d'une jeune dame après avoir reçu un baiser sur la bouche par une personne d'une conduite irrégulière.

Inflammation considérable aux paupières et aux yeux d'un jeune homme, occasionnée par des morpions qu'il avoit attrapé avec des filles publiques. Il n'est pas rare que les filles et les femmes bien nées ignorent ce que c'est qu'un morpion. Une jeune dame, ressentant des cuissons et des démangeaisons insupportables aux parties basses, envoya chercher son accoucheur; celui-ci, qui savoit qu'elle ne fréquentoit point, pas même le spectacle, quoiqu'elle fût d'une rare beauté, n'ayant d'autre société que son oncle, religieux bernardin, homme très-respectable par son grand âge, un capucin son directeur et grand rigoriste, et un vieux médecin assez bon homme, hésita un moment; mais, sachant que le sage pèche sept fois par jour, il lui dit son sentiment, mais avec beaucoup de prudence : les officiers de santé étant comme des confesseurs, elle lui avoua qu'elle avoit une personne dont elle croyoit être sûre; puis, s'étant fait visiter, l'accoucheur ne voyoit aucun mal; mais, ayant apperçu quelques points noirs aux environs de l'anus; il en détacha un avec son ongle, et reconnut que c'étoit un morpion : Vous êtes guérie, madame, lui dit-il, je tiens votre maladie dans mes doigts. Voyons-la donc cette chienne-la. Mais quelle fut sa surprise en appercevant cette petite bête grimpante. L'accoucheur ayant poursuivi sa visite, en trouva beaucoup cachées dans la forêt voisine, dont il la délivra bientôt avec de la pommade mercuriele. Cependant cette jeune dame jugea, avec raison, qu'elle les avoit gagné dernièrement dans une latrine, où elle avoit été; ce qui lui fut confirmé par une de ses amies qui y en avoit aussi attrapé.

Ulcères rongeans arrivés à un voyageur, occasionnés par des coupures d'un rasoir sale.

Plaie pénétrante dans le cerveau par la fente sphenoïdale d'un homme ivre en laissant tomber sa tête sur la pointe de son couteau qu'il tenoit dans sa main, étant à table, ce qui contrista fort les convives.

Autre plaie pénétrante faite au front d'un grenadier par un coup de sabre d'où sortoit une portion du cerveau.

Face d'une jeune femme frappé d'une apoplexie séreuse, au moment où une méchante femme l'accusoit faussement d'avoir fait quatre enfans illégitimes.

Face d'un maître ivrogne, dont la femme étoit pleine de vertu et de sagesse.

Face d'une femme morte imbécille.

Face d'une fille morte de douleur, après avoir appris que son amant, avec qui elle étoit fiancée, s'étoit marié à une autre.

Maladies du Cou.

Goètre d'une femme dés environs du Mont-Blanc. Cette tumeur arrive plus fréquemment aux femmes qu'aux hommes, plus en Savoye et dans le Bergamasque qu'ailleurs.

Plaie pénétrante dans la trachée - artère d'un particulier, faite par un coup de rasoir donné méchamment par un scélérat, à dessein de le voler; mais la vue du sang ayant glacé son bras, il jetta le rasoir et s'en fut, laissant le pauvre vieillard étendu nageant dans son sang, jusqu'à ce que sa servante, étant rentrée et voyant cet horrible spectacle, cria au secours. On monte, on le visite, il est soigné par un habile chirurgien, et il guérit. (1777)

Haricot tombé dans la trachée - artère d'un pauvre enfant de neuf ans, tandis qu'il s'excusoit devant sa mère qui le grondoit, et qui mourut suffoqué en moins de huit heures.

Noyau de cerise tombé dans la trachée-artère d'une jeune demoiselle en riant, en folâtrant avec son amant. Elle mourut suffoquée : le noyau étoit descendu jusques dans les bronches.

Une nouvelle mariée, étant à table le jour de ses noces, ne cessoit de parler et de rire, lorsqu'une portion de nerfs de mouton qu'elle ne pouvoit mâcher se glissa dans la trachée - artère. Sentant qu'elle étouffoit, elle se lève, met son mouchoir à la bouche et sort pour ne pas troubler les convives. Au bout d'un quart d'heure, ne retournant pas, on monte dans sa chambre, mais elle étoit morte. Le nerf bouchoit entièrement la glotte.

Un citoyen fut, en fructidor l'an 6 , à la campagne d'un de ses amis qui s'amusoit à jeter des grains de raisin dans la bouche de son enfant : il en tomba malheureusement un dans la trachée-artère, qui ne put en sortir, et j'eus la cruelle douleur, me dit-il, de le voir mourir le même jour. Ainsi périt Anacréon.

Pour éviter de pareils malheurs, il faut manger lentement, bien mâcher les morceaux sans parler, encore moins rire, sur-tout en avalant; les physiologistes savent bien pourquoi : mais lorsque le malheur est arrivé, le seul moyen qui peut quelquefois sauver le malade, c'est la bronchotomie, si le vulgaire, toujours ignorant, n'arrête pas la main du chirurgien.

Épingle avalée malheureusement dans une cuillerée de soupe et enfoncée dans les parois de l'œsophage, qui fit périr le malade. L'inadvertance des cuisinières est souvent la cause de ces malheurs.

Fragment d'os d'un poulet arrêté dans le pharinx d'un jeune homme qui le fit périr.

Arête de morue enfoncée très-avant dans le pharinx d'un joyeux convive, que j'eus le bonheur de retirer avec mon doigt.

Maladies de la Poitrine.

Tumeur anévrismale consécutive de la crosse de l'aorte d'une femme morte à l'hospice de l'humanité de Paris. (L'an 3.)

Anévrisme de la crosse de l'aorte crevé dans le péricarde d'un maître à danser. (L'an 3.)

Autre anévrisme de la crosse de l'aorte d'une femme. (L'an 3.)

Autre anévrisme de la crosse de l'aorte d'un garçon orfèvre. (L'an 3.) — Cette année est remarquable par la quantité d'anévrismes qu'il y a eu à l'Hôtel-Dieu de Paris : le chagrin, et sur-tout la colère, y donne souvent lieu, de même qu'à la mort subite.

Portion de la parois interne et antérieure de la poitrine, avec enfoncement des trois premières vraies côtes et caries du sternum. (L'an 3.)

Autre anévrisme de la crosse de l'aorte d'une femme morte l'an 4.

Poumon ulcéré d'une jeune fille aussi vertueuse qu'aimable. Quoique dévorée par les flammes de l'amour, elle se comporta néanmoins avec tant de sagesse et de modestie, qu'elle mourut vierge!... Elle auroit desiré que sa mère l'eût devinée ; c'est l'aveu qu'elle me fit en mourant. — Cette pièce est la première que j'aie faite en 1775, et la première maladie aussi qui ait été représentée en cire coloriëe, car il n'y en avoit point alors nulle part, même en Italie.

Cancer occulte de la mamelle d'une jeune dame, occasionné par un coup de coude donné innocemment par son mari, en dormant.

Autre cancer occulte de la mamelle d'une dame âgée d'environ 24 ans, provenant d'un coup que lui donna malheureusement son fils en se jouant avec elle, opéré avec succès.

Cancer ulcéré de la mamelle d'une pauvre petite fille d'une patience héroïque à souffrir les plus cruelles douleurs!.... Sa mère la regrettoit d'autant plus, que sa conduite y avoit un peu contribué.

Autre cancer ulcéré de la mamelle d'une femme, âgée d'environ 5o ans.

Maladies de l'abdomen, ou bas-ventre.

Obstruction complette du pylore d'un ivrogne de profession, mort à l'Hôtel-Dieu de Paris. Ce misérable, huit jours avant sa mort, vomissoit tout ce qu'il prenoit : il mourut dans un état affreux.

Obstruction considérable du foie, avec ulcère, d'un homme de lettres sédentaire et fort studieux.

Obstruction de la rate avec un fongus, d'une demoiselle très-mélancolique, mais d'une douceur angélique.

Anus artificiel dans la région ombilicale d'une femme, pour avoir négligé de porter un bandage.

Autre anus artificiel dans l'aîne d'un charretier, pour avoir négligé aussi de porter un bandage pour contenir une hernie inguinale.

Hémorroïdes considérables survenues à une jeune veuve après la mort tragique de son mari, qui la préservèrent pourtant de la folie dont elle étoit menacée.

Hémorroïdes fluantes et ulcérées d'un homme à grandes affaires.

Chûte du fondement d'un enfant de quatre ans, accoutumé déjà, par sa folle mère, à boire du vin pur.

Chûte du fondement d'une jeune femme, occasionnée par des efforts trop précipités, excités par une sage-femme ignorante, dans son premier accouchement.

Inflammation considérable, avec gangrène à la fesse gauche d'une demoiselle, par l'enfoncement d'une aiguille, que son espiéglerie, contre ses compagnes, lui avoit mérité.

Plaie considérable à la fesse d'une jeune femme, par la cassure subite d'un pot fêlé sur lequel elle étoit assise.

Fongus dans le rectum d'un religieux, extirpé par un chirurgien, avec la ligature.

Aiguille arrêtée au spincter de l'anus d'une

femme qui l'avait malheureusement avalée par la mauvaise habitude de les mettre dans sa bouche en les choisissant.

Une nourrice vint me consulter, toute tremblante, me disant qu'ayant donné son étui à son nourrisson pour l'amuser, il l'avoit ouvert sans qu'elle s'en apperçut, qu'il l'avoit porté aussitôt à sa bouche et qu'il avoit avalé des épingles. Je lui conseillai de lui faire avaler tout de suite beaucoup de lait tiede ; ce qu'elle fit. Au bout de cinq ou six heures, il les rendit par l'anus. Quand je me rappelle combien ce pauvre innocent étoit tranquille, quoiqu'il eût la mort la plus cruelle dans son ventre, je ne puis m'empêcher de réconnoître l'ignorance comme un bienfait de la providence !...

Gerçures fort douloureuses à l'anus, *formosi pueri à nefanda venere*, sans virus vénérien.

Relâchement considérable du sphincter de l'anus *lepidissimæ novæ nuptæ, ratione turpi, licet pudice et optimè eductæ ; sed vir ejus tam insulsus fuit ut istud amico patefecerit, verùm ille omnium perfidissimus turpissimusque, hoc, cantilená in lucem protulit; adde quod eam nominavit.* On ne sauroit pousser plus loin la scélératesse ; au moins *si non decorarum mulierum, at saltem honestatis ratio habenda est.*

Dans les siècles corrompus, on se livre sans remords aux vices les plus honteux, *quia inter-*

dùm vitiatæ sunt moderatrices , rectricesque. — Personne, que je sache, n'a mieux parlé de la vertu que Platon, mais personne aussi n'a peut-être plus contribué à corrompre la jeunesse que sa conduite. Ceux qui ont dit que c'étoit une sorte de galanterie reçue chez les Grecs, ne me paroissent pas avoir bien connu les mœurs de cette nation. (Voyez Plutarque, Lucien, Xenophon , Aristophane même ; voyez les sanglans reproches et les menaces que l'on fit à Aristenète parce qu'il aimoit le jeune Clinias ; voyez les précautions dont usa le précepteur de l'écolier Pergame pour qu'on ne découvrît pas sa turpitude.) Quelles insultes ne fit-on pas *Philebo et aliis sacerdotibus* de la déesse de Syrie, surpris en flagrant delit ! Quelle confusion pour les jeunes gens qui servoient à leurs plaisirs ! Tout chez ces petits libertins , inspiroit la mollesse et la volupté ; leurs yeux, leurs démarches , leurs ajustemens, leurs longs cheveux bouclés et élégamment noués sur le derrière de la tête , leur donnoit un air efféminé qui leur attiroit des embrassemens et des caresses , même en public : *nullus comatus nisi cinœdus* , dit S. Ambroise. Sans parler des reproches qu'en ont fait les pères grecs, sur-tout S. Épiphane, Théodoret, S. Justin, Origène, S. Clément.... et quand même j'eusse ignoré toutes ces autorités, ne sais-je pas

que la nature parle à tous les hommes, et qu'il
n'y. a que les libertins qui se bouchent les
oreilles ?..... ainsi, qu'on vante tant voudra le
génie de Platon, qu'on pousse l'impiété jusqu'à
l'appeler divin, qu'on admire son éloquence et
toutes les finesses de sa logique ; plus heureux
mille fois s'il eût imité son maître. Socrate ne
laissa aucun écrit ; et, quoique dévoré peut-être
par les flammes de cet amour illicite, loin d'en
faire étalage comme son disciple, il sut si bien
le cacher, qu'il fallut toute l'habileté d'un excellent physionomiste pour le deviner : Oui, lui
dit-il, j'avoue que j'ai eu du penchant pour ce
vice ; mais sache aussi que j'ai su m'en garanti
par la raison.... — Aveu admirable ! mérite in
infini !... Grands hommes, grands défauts.....
Mais si la sublime vertu consiste à les réprimer
Socrate n'a point à craindre de rivaux !....

Et toi, bon père de famille, si tu ne peu
avoir le bonheur d'être le précepteur de to
fils, sois attentif à ton choix, car de là dépen
sa destinée ; aie du moins la vigilence de Cic
ron : ce grand homme, apprenant que son fils
étudiant alors à Athènes, avoit un excellent gra
mairien, mais très-libertin, lui manda de
renvoyer sur-le-champ : ce qu'il fit. — Que j'ai
à voir la soumission de ce cher fils !... que j
du plaisir à lui entendre dire, écrivant à Tiro

erat quidem Gorgias in quotidiana declamatione utilis, sed omnia postposui, dum modo præceptis patris parerem. — Que cela est ravissant et bien digne du fils de l'incomparable orateur romain !

J'ai remarqué que les instituteurs de bonnes mœurs étoient ordinairement très - sévères et même capricieux. J'ai connu aussi, dans ma jeunesse, un ecclésiastique qui joignoit à des mœurs pures une certaine onction dans ses discours qui vous pénétroit jusques dans l'ame ; aussi fit-il des biens infinis, bien mieux qu'avec toutes les malédictions d'Ézéchiel et d'Habacuc ; mais il mourut à la fleur de ses jours, regreté de tous les gens de bien.....

Voulez-vous donc faire disparoître toutes ces turpitudes qui affligent si fort l'humanité en outrageant la nature ?.... remontez à la source, sondez le cœur de la jeunesse, et vous choisirez alors pour la diriger des personnes de bien plutôt que des personnes d'esprit, le bon exemple plutôt que les brillans préceptes ; vous choisirez, dis-je, des Gersons, des Clarkes, des Rolins, des Locke, des Condillac, des Wollastons ; enfin je doute qu'aucun philosophe ait mieux connu le mal et le remède que l'illustre Crouzas, ou le savant Fleuri.

Tous les goûts ne sont-ils pas dans la nature ? me disoit un jour un particulier. — Et qu'importe, poursuivit-il, de satisfaire tel penchant que ce soit, pourvu que le public n'en soit pas scandalisé? ignorez-vous que les vices les plus honteux aient été le partage des plus grands genies? etc. Quand il eut fini sa pitoyable kyrielle; oui, lui répondis-je, tous les goûts sont dans la nature, comme la lumière et les ténèbres. Quant à vos grands génies, j'en ai de bien plus sublimes à vous citer, et pris seulement parmi les modernes, et qui n'ont connu que la simple et belle nature, tels que Montaigne, Tiraqueau, Pibrac, Montesquieu, Buffon, J. J. Rousseau, etc. En voulez-vous dans la classe des poëtes? Peut-on douter que l'abbé de Chaulieu n'ait été l'un des plus beaux génies de son siècle, sans avoir pourtant été déréglé; aussi ses poésies ne respirent-elles que l'enjouement, les graces, les fleurs, et cette délicatesse qui a toujours de nouveaux charmes pour les ames bien nées. L'abbé de Grécourt lui-même ne fut-il pas l'un des hommes les plus spirituels et les plus galans de son siècle? orateur, poëte, bel esprit orné de tout ce que les sciences avoient produit jusqu'à son temps; néanmoins il paroît constant qu'il n'a pas donné dans le pot au noir, quoiqu'il ait fait l'éloge du postérieur. (Voyez l'auteur de sa vie privée, ses chansons, et ses autres ouvrages; vous y verrez au contraire comme il raille finement l'amour anti-physique...) Enfin tout le monde connoît Voltaire, et l'on sait bien qu'il n'a jamais brûlé que de l'amour naturel, car son entier dévouement au sexe n'est ignoré de personne, etc. Eh bien! vos hommes, lui dis-je alors, sont-ils comparables à ceux-là ? Non, sans doute. Ainsi, croyez-moi, défendez toujours la bonne cause, celle de la raison et de l'honnêteté; ou bien, gémissez en silence sur ces personnes que la nature semble avoir oublié.

Maladies des parties de la génération sans virus vénérien.

Sarcocèle très-considérable opéré par le célèbre Desault.

Autre sarcocèle pesant six livres, étant bien dégorgé de sang.

Hydro-sarcocèle opéré avec succès par le citoyen Dudanjon, officier de santé.

Sarcocèle occasionné par un coup de pied donné par une méchante femme, guéri néanmoins par les seuls résolutifs.

(Le citoyen Imbert, officier de santé, a eu la bonté de me faire voir le fameux sarcocèle du citoyen Charles Delacroix, qu'il a opéré, et de m'expliquer les particularités de cettte étonnante et efficace opération).

Paraphimosis bénin arrivé à un nouveau marié, par sa trop vive pétulance à faire brèche à la virginité de son épouse.

Verge d'un nouveau marié dont le gland étoit

tuméfié et très-enflammé, provenant d'une forte pression qu'il éprouva *in primo coitu cum sponsâ, at ambo, canum ritu, vincti fuere, donec vir, exhaustis viribus doloribusque cruciatus, validè eam vellicavit ; tandem dolore victa virum dimisit, anima deficiente.* Ce fait, tout extraodinaire qu'il est, n'en est pas moins vrai.

Amputation de la verge d'un jeune homme faite par lui même dans un délire amoureux, ne pouvant satisfaire une jeune femme.

Verge amputée avec oblitération de l'urètre, les urines sortant par une ouverture formée à la partie antérieure du scrotum. L'opération a été faite par le citoyen la Tour, et la guérison achevée par le citoyen Dudanjon, officier de santé.

Testium clerici amputatio. Vivement pénétré *solemnibus suis muneribus*, il se rendit lui-même eunuque, à l'exemple d'Origène, pour prévenir ses desirs charnels et le scandale! Quoiqu'il n'eût pris aucune précaution pour cette cruelle opération, il guérit néanmoins. Je tiens ce fait d'un de ses amis.

Hydrocèle survenu à un jeune homme, pour avoir mis des cataplasmes rafraîchissans sur le scrotum, à dessein de réprimer son ardeur.

Pneumatocèle arrivé à un homme continent, par la même cause.

Verge d'un jeune homme tellement rentrée dans le ventre qu'à peine voyoit-on le bout du gland, et cela par un excès de continence. Il mourut martyr de sa chasteté.

Sarco-varicocèle survenu à un religieux pour n'avoir pas voulu violer son vœu de continence. Il préféra mourir, avant que d'user du coït. — L'histoire fait mention de quantité de personnes mortes par des motifs de continence.

Hydatides aux ovaires d'une jeune fille d'une sagesse exemplaire.

Au reste, les femmes qui ont du tempérament et qui ne sont pas satisfaites, *viduæ*, *puellæ que castæ*, *sacratæ virginis*, sont assez souvent victimes de la continence. (Voyez Ramazini, Astruc, Raulin, Lieutaud, Pomme, etc.)

Maladies des extrémités.

1º. Engelures ulcérées et très-cuisantes aux mains d'une demoiselle ayant néanmoins le sang très-pur.

2º. Gale opiniâtre arrivée à un particulier fort propre pour avoir couché en route dans des draps sales.... — Un officier militaire m'assura qu'un de ses amis avoit pris le parti de faire son cas dans les draps la dernière fois qu'il couchoit dans une auberge, pour que son successeur les eût au moins propres. Il auroit mieux fait d'y essuyer seulement ses souliers.

3°. Panaris très-douloureux arrivé à une jeune fille, pour avoir cousu quelque babioles contre la volonté de sa mère.

4°. Plaie à l'avant-bras, faite d'un coup de couteau, perçant de part en part, occasionnée par une rage d'amour et de jalousie : elle fut néanmoins bientôt guérie. La personne étoit très-saine.

5°. Doigt indicateur emporté d'un coup de fusil chargé à bale, qui partit de lui-même.

6°. Doigts d'un fameux chasseur, emportés par la crevasse de son fusil.

7°. Morsure faite par un chien enragé au pouce d'un particulier devenu bientôt enragé lui-même, ayant eu l'imprudence de sucer la plaie.

8°. Dartres héréditaires et périodiques à la jambe d'un enfant adultérin. La mère en ignora long-temps la cause.

9°. Ulcère arrivé au talon d'un particulier, par l'enfoncement d'un clou, en marchant nuds pieds dans sa chambre.

10°. Ulcère sordide arrivé à un particulier très-débauché par une simple égratignure.

11°. Jambe amputée à la suite d'une plaie d'arquebuse, dégénérée en ulcère malin.

12°. Anévrisme de l'artère poplitée et de la ti-biale postérieure d'un particulier qui serroit très-fort ses jarretières.

13°. Pied d'un riche goutteux et crapuleux, qui, dans les accès, souffroit horriblement, mais non pas aussi patiemment que Possidonius, qui, dans le même cas, disoit tranquillement : *O dolor ! quamvis sis molestus, nunquam, te esse confitebor malum.* Comme je sais que nos goutteux ne le prendront pas pour modèle, je leur conseille le bain des pieds, les cataplasmes anodins, la mou-tarde, etc. mais sur-tout l'exercice et la tempé-rance : le bon Musulman ne connoît guères la goutte, la pierre, ni la plupart des infirmités qui nous accablent et nous dévorent. Que de maux le fils d'Abdalla n'a-t-il pas détourné par la sobriété !

14°. Morsure d'un chien enragé, au gros orteil d'une jenne personne qui avoit l'indécence de le faire coucher avec elle. On fut contraint de l'é-touffer.

Maladies vénériennes.

Comme la chaîne des idées morales m'a cons-tamment prouvé que, dans les fortes passions de la jeunesse, on peut plutôt la contenir par le ta-bleau terrible de la maladie que par l'image agréa-ble de la santé, en conséquence j'ai fait quatre figures entières avec toutes les horreurs du virus

vénérien, fléau le plus affligeant et le plus destructeur du genre humain !.....

La première, c'est un jeune homme d'environ
dix-huit ans, attaqué de gonorrhée, bubons,
chancres, pustules, etc. Son moral est digne de
pitié ; il exprime la douleur, le repentir et toute
l'amertume de son ame.

La seconde, c'est une jolie fille, avec tous les
attraits de la jeunesse, ayant néanmoins la gonorrhée virulente. C'est un avertissement salutaire aux
jeunes gens, qui ne se laissent que trop souvent
séduire par des apparences agréables, mais trom-
peuses, et qui leur font souvent répandre des
larmes !

La troisième représente la même fille, quatre
ans après, mais dans un état déplorable, ayant
méprisé les sages remontrances de ses parens.

La quatrième, c'est un jeune homme porteur
des fruits d'un libertinage autrefois inconnu *in
Borealibus*, mais qui, malheureusement aujour-
d'hui, commence à s'y glisser jusques dans le
lit nuptial. Eh! de quoi notre profession ne nous
instruit-elle pas ?..... C'est ainsi que le vulgaire, à
force de mauvais exemples, à force de voir tant de
libertins, tant de vicieux célibataires, essaye aussi
d'en prendre les habitudes : *Tacenda calleamus.*

Pour achever de mettre en évidence les particularités, la subtilité et les dangers incalculables

du virus vénérien, nous les avons aussi représentés en détail, savoir :

Cancer du visage, avec perte du nez, arrivé à une demoiselle fort jolie, mais d'un tempérament voluptueux; sa mère, qui étoit une digne femme, et qui l'observoit de très-près depuis qu'elle l'avoit retirée du couvent, voyant un jour qu'elle se contemploit devant un miroir, lui dit: Dieu veuille ma fille que ce visage que vous idolâtrez, ne soit pas pour vous un objet de douleur ! ce que craignoit cette vertueuse mère arriva; car après sa mort, s'étant abandonnée à des libertins, elle fut bientôt couverte de honte et de maux; elle guérit néanmoins par les anti-vénériens, mais sans nez, et le visage sillonné, et telle qu'on la voit dans la figure.

Boutons survenus subitement à une jeune fille, après s'être malheureusement essuyé le visage avec un linge qui servoit à son frère, infecté par la vérole.

Exostoses aux bosses coronales, et pustules au visage d'un insigne débauché.

Dartres, exostoses et ophtalmie, survenus à une aimable et vertueuse dame par les débauches de son mari.

Alopécie et tophus arrivés à un jeune homme devenu chauve un mois après s'être fait guérir, en apparence, par un charlatan.

Rhagades, fics, condylomes et crêtes à l'anus

et aux environs, d'une infâme prostituée *à nefando concubitu*.

Mamelle et mamelon ulcérés d'une nourrice très-saine, pour avoir donné à tetter à un enfant vérolé.

Suppression d'une gonorrhée, par des injections faites par un charlatan, d'où il arriva inflammation, courbure de la verge, gonflement du scrotum et des testicules; c'est vulgairement la chaudepisse cordée.

Méat urinaire artificiel, par où les urines sortoient entièrement, provenant d'un chancre au frein, mal traité, arrivé à un jeune homme riche et fils unique, qui me consulta, la larme à l'œil, pour savoir s'il étoit encore capable de génération.

Chancres, porreaux sur la langue et dans la bouche d'une femme, par la mauvaise habitude qu'elle avoit de porter la cuiller à sa bouche en faisant manger la bouillie à un enfant vérolé : on ne sauroit trop avertir le peuple; car il est d'autant moins docile à la raison, qu'il est plus borné.

Verge d'un vieux penard, dont le gland avoit été rongé en partie, par un formidable chancre; dès qu'il fut parfaitement guéri, il se maria à une vertueuse demoiselle dont il fit la fortune, réchauffa son vieux cœur avec cette jeune Sunamite, et mourut en paix dans une honnête décrépitude !....

Chancres, crêtes et phimosis survenus à un jeune homme qui, ayant déjà une gonorrhée, fut voir néanmoins une fille publique. Il fut obligé de subir un traitement complet, qui lui fait encore traîner une vie languissante et malheureuse, quoiqu'il soit dans l'opulence.

Pustules, chancres et crêtes, non-seulement aux parties génitales, mais encore à la langue d'une infâme prostituée : *sunt nutrices quœ infantum penem sitienter sugunt ut longiorem evadat..... sunt equidem aliquœ ancillœ merœ fellatrices hircis salaciores.* Pères et mères, soyez très-scrupuleux sur les mœurs des nourrices et des domestiques, de crainte d'avoir quelquefois la cruelle douleur de voir flétrir la fleur de la jeunesse de vos enfans, ou de les voir mourir dans une affreuse consomption.

Fausse route d'une bougie dans le tissu spongieux de l'urètre d'un riche particulier, introduite par un charlatan, d'où il arriva disurie, puis suppression totale des urines, enfin la mort.

Panaris très-douloureux arrivé à une sage-femme, pour avoir visité une femme vérolée, après s'être arrachée une envie.—Une demoiselle très-saine et très-aimable, voulant dans le carnaval se déguiser en berger, mit une culotte de son frère, ignorant qu'il eût la vérole : elle gagna des chancres, des boutons et une inflammation considérable à la vulve et à l'anus. Elle avoit tellement dansé, qu'elle avoit.de plus tout l'entre-fesson écorché. — On peut aussi gagner du mal à l'anus par une canule mal propre ; inattention qui règne dans les hôpitaux, comme je l'ai vu, y étant élève.

Inflammation aux paupières, boutons et pustules aux lèvres et à la langue d'un enfant, par sa nourrice, qui avoit pourtant bon air, quoiqu'elle eût des chancres à la vulve et des rhagades à l'anus.

Ulcère arrivé à la plante du pied d'un infirmier d'hôpital, pour avoir marché nu pied sur des crachats de vérolés. — Des faits bien constatés ont prouvé que le virus vénérien peut s'insinuer par le seul contact de la peau.

Canal de l'urètre, ouvert, d'un insigne débauché, mort rongé de vers. Il avoit depuis long-temps une gonorrhée, des chancres, des bubons, etc. : il étoit si hideux qu'on ne pouvoit le regarder sans frémir d'horreur. — La dépravation est si grande, que j'ai vu des personnes se vanter, devant des femmes, d'avoir gagné tous les symptômes vénériens....... Mais aussi j'ai connu des hommes d'une conversation si aimable, qu'une vierge auroit pu les entendre sans rougir !

Gonorrhée arrivée à une demoiselle pour s'être abandonnée une seule fois à son amant, qui l'avoit séduite sous le spécieux prétexte de l'épouser

bientôt, quoique cet infâme eût la vérole. — Il
est arrivé que des praticiens, même consommés,
ont pris de simples fleurs blanches pour des gonorrhées virulentes. Il arrive quelquefois aussi, mais
plus rarement, que des gonorrhées virulentes ont
été prises pour des fleurs blanches. L'aveu même
le plus sincère ne met pas toujours à l'abri de
l'erreur !..... — Il faut dire aussi que la soif du
gain de certaines personnes alarme bien injuste-
ment des femmes les plus honnêtes ; ce qui est
exécrable.

Paraphimosis et gonorrhée arrivés à un homme
d'esprit, pour avoir connu une femme *à nefando
concubitu*, croyant éviter par-là la vérole.

Pustules et chancres survenus aux lèvres et au
nez d'un voluptueux par des baisers lascifs donnés
nuitamment *super genitalia anum quoque*, d'une
jeune femme très-jolie, mais vérolée.

Verge amputée d'un jeune villageois, pour
arrêter les progrès d'un formidable chancre vénérien qu'il avoit gagné en perdant son pucelage avec une fille publique..... Séduit par les
apparences pompeuses de cette coquine, ce pauvre
garçon croyoit avoir fait la conquête d'Hélène,
et il s'y livra de tout son cœur. — Je crois qu'il
seroit à propos, lorsqu'un jeune homme sort
tout neuf de son village, de l'instruire prudemment des dangers que l'on court dans les villes.
Un homme de sens, ayant eu l'occasion de voir

dans sa jeunesse les tristes effets du libertinage, en conçut une telle horreur, qu'il résista constamment à toutes les sollicitations qui lui furent faites par des personnes qui auroient pu améliorer son sort : il mourut enfin aussi pauvre que le savetier Miscile, mais pur et sans tache comme lui...... Je sais bien que les moralistes veulent qu'on éloigne les enfans de tout ce qui sent la corruption ; cela est très-bon chez les peuples simples et ingénus, comme encore dans la plupart des villages de la Suisse. C'est en effet un spectacle risible et admirable à la fois de voir de grands garçons, forts et vigoureux, jouer ; folâtrer avec des filles de la même trempe sans le moindre scandale ! .... Laissons, laissons dormir ces heureux enfans dans le doux sommeil de l'innocence, et gardons-nous de les éveiller par des préceptes ou par des représentations trop marqués ! Mais en France, où, depuis environ un siècle, les enfans sucent, pour ainsi dire, le vice avec le lait, faut-il bien leur montrer le mal avec toute sa laideur pour qu'ils puissent s'en éloigner ou s'en corriger ? et c'est ce que les objets de mon Cabinet ont merveilleusement opéré sur un grand nombre de jeunes gens, dont plusieurs m'ont fait l'aveu consolant de leur conversion sincère.

Je me fais un devoir d'annoncer ici que

plusieurs instituteurs , d'un mérite distingué , ont amené leurs disciples dans mon Cabinet pour leur faire voir l'état déplorable où le vice conduit , et que là , déployant tout leur zèle , ils ont excité des sensations larmoyantes et la douleur la plus amère ; un entre autres , jadis régent dans un fameux collège , plein d'esprit et de droiture , qui , s'appercevant de la grande sensibilité de ses deux disciples , parla aussitôt des dangers du libertinage , mais avec tant de force et de sagesse , que ces pauvres jeunes gens , frappés en même temps et par les yeux et par les oreilles , s'évanouirent et tombèrent à ses pieds ; et, malgré le vinaigre que j'employai , il fallut plus d'un quart d'heure pour les rétablir. — Depuis que mon Cabinet est public à Paris , je compte plus de trois cent jeunes gens qui ont été pénétrés du repentir le plus vif en voyant le tableau de la vérole et celui de la masturbation.

Verge cancereuse d'un célibataire , quoique homme du peuple , mais très-libertin , car il vantoit beaucoup la dissolution des célibataires de sa connoissance.

(J'ai vu dernièrement à l'hospice des vénériens, par l'attention du citoyen Gilbert , officier de santé , une verge cancereuse des plus extraordinaires.)

C'est ainsi que le peuple , à force de mau-

vais exemples , est enfin parvenu , depui
quelque temps , à goûter le célibat ; ce qui es
le coup le plus dangereux porté à la popula
tion ; *nam populus officina gentium est* ; et il es
de fait aussi que moins il y a de mariages , plu
la vérole se propage.

Il faut bien que le moral de l'espèce humain
soit mauvais, quoique le physique en soit adm
rable, puisqu'il s'acharne sans cesse à l'anéanti
et cela par tant de moyens........ tandis qu
tous les animaux s'empressent à perpétuer
leur !.....

Enfin, il est consolant de croire que les légi
lateurs daigneront fixer leur attention sur les m
lades vénériens (car ils sont devenus aujourd'h
les jouets des charlatans), et que les vrais pr
ticiens, dégagés de tout objet d'intérêt , se réu
ront pour augmenter les lumières et faire réell
ment le salut du public , toujours victime
mensonge et de l'erreur.......

O B J E T S *concernant la Masturbation ,*
ou l'onanisme.

Comme ce vice infâme conduit ordinairem
à la consomption mortelle , j'ai représenté ,
  1°. Un jeune homme réduit à l'agonie par ce
honteuse dépravation , disant le dernier ad
à son ami , en l'exhortant à prendre exem

sur lui. Cet objet a saisi plus d'un jeune homme d'un effroi salutaire !......

2°. Deux figures, dont l'une repésente un autre jeune homme jouissant d'une santé parfaite ; l'autre, est le même, quinze mois après, mais dans un état déplorable par la masturbation.

3°. Deux autres figures, dont l'une représente une demoiselle d'environ 20 ans, avec toutes les graces de la jeunesse et de la beauté ; l'autre est la même six mois après, mais bien enlaidie et exténuée s'étant abandonnée aux vices solitaires ; elle eut le bonheur de s'en corriger et de guérir par les remontrances salutaires que je lui fis, m'ayant confié ses secrètes et détestables habitudes : elle est aujourd'hui grand'mère d'une nombreuse famille.

4°. Ulcères du vagin d'une jeune fille, occasionnés *fœdissimo ac insanabili frictu* (1). Elle mourut dans un état affreux, après avoir fait les délices des sociétés les plus brillantes : *quid mihi tum furenti maxime poscam fieri.* — *Sapho. canticum ad venerem.*

De tous les vices destructeurs de l'humanité le pire est sans contredit la masturbation, par

---

[1] Le citoyen Doussein Dubreuil, docteur en médecine, a fait mention de cette pièce dans son excellent Traité de la Gonorrhée bénigne.

des raisons que tout le monde sent. Il est étonnant la quantité d'individus épris de cette malheureuse passion ; et, ce qu'il y a de plus déplorable, c'est qu'un grand nombre de personnes sont précipitées dans ce gouffre de malheurs par celles même qui devroient les en éloigner...... Que dis-je ?... nous en sommes au point que plusieurs m'ont dit avec sérénité que, pour se maintenir en santé, on pouvoit user de la masturbation selon ses forces. Qu'on juge d'après cela jusqu'à quel dégré le moral est malade......

Je sais que très-souvent cette funeste dépravation est le fruit de la satiété des plaisirs, de l'ennui, de l'incohérence même des idées qui en sont la suite. Je sais aussi qu'elle germe souvent dans l'oisiveté, dans la solitude, dans les lectures érotiques ; c'est-là sur-tout que l'imagination, se promenant d'illusions en chimères, s'embrâse d'autant plus facilement, qu'on est sans gêne et sans témoin...... Que faire pour déraciner ces infâmes habitudes qui tourmentent agréablement, mais qui tuent enfin si horriblement tant de jeunesses ?..... Je voudrois que l'on sentît combien le mariage, le travail, les occupations assidues, sont les préservatifs les plus salutaires contre la masturbation !..... mais dans l'ordre des choses, ces moyens efficaces n'étant pas applicables à tout le monde, je ne vois guère alors que les instructions religieuses données par des ministres

purs et zélés qui puissent y suppléer........
Oui , j'ai une si grande idée de l'ascendant que
les prêtres ont sur la plupart des individus ,
que je ne doute point qu'ils ne deracinassent
enfin la masturbation, ce vice mortel de la société,
s'ils pouvoient se réunir pour opérer ce grand
bien. Eh! que de changemens étonnans n'ont-ils
pas faits dans tous les tems!.... Bornons-nous
seulement à cet exemple. Les habitans de Cro-
tone veulent peindre une Hélène pour en faire
une offrande à Junon; ils s'adressent à Zeuxis. Cet excellent peintre consent à les satisfaire, à condition qu'il choisiroit parmi les plus
belles filles de la ville celles qui lui paroîtroient
les plus parfaites. On crut la chose impossible.
Les préceptes du sage Pithagore avoient ins-
piré tant de pudeur au sexe, qu'une fille se
seroit crue déshonorée de découvrir seulement
sa jambe.... Comment se montrer toute nue devant un artiste ! comment se soumettre ainsi
à ses regards avides, minutieux, et contem-
platifs !.... Non, la mort même n'auroit pu la
déterminer ! Mais la religion y est intéressée, les
prêtres s'en mêlent , ils parlent, ils agissent, et
voilà que toutes les filles s'empressent avec joie
d'être du nombre des élues, et Zeuxis en fit
le choix à son gré. Je défie à tout autre moyen
d'en faire autant.

Ainsi , dans tous les cas où le moral est plus intéressé que le physique , employez de préférence les ministres de la religion...... ne cessez de regarder le vulgaire comme un enfant à la lisière qui demande qu'on le conduise. Eh! que de bien ne peut-on pas répandre sur lui, soit par des salutaires avis, soit par une bonne conduite !... car si le peuple n'a pas de principes par lui-même , au moins est-il imitateur.

Il reste encore un moyen pour préserver efficacement la jeunesse de la corruption ; c'est de lui rendre son cours d'étude aussi agréable qu'utile, et conséquemment de ne pas le borner, comme autrefois, à l'étude des langues mortes, qui ne lui offrent en général que peu d'attraits, et beaucoup d'aspérités , de dégoûts et d'ennuis , source féconde du vice ; mais assaisonnez son éducation de beaucoup de physique expérimentale et d'assez d'anatomie et de géométrie, joints à un grand exercice du corps ; c'est alors que, captivant entièrement et agréablement son attention , vous la détournerez adroitement des passions secrètes qui germent plus qu'on ne pense dans l'aversion des études.

Pénétré de ces principes , et ayant entendu parler du rare mérite de M. Dubertrand, principal du collège de Navarre, j'y fus avec une pièce d'anatomie en cire, qui lui fit plaisir, et il me fit espérer qu'il m'emploieroit. J'eus la même satisfaction du principal du collège de Louis-le-Grand, où je fus aussi. Quelques jours après, je me hasardai encore d'aller au collège Mazarin : j'y fus très-bien accueilli par le grand-maître et principal de ce collège. Il fut question que je donnerois une connoissance claire et succincte de la structure du corps humain, avec des pièces en cire, aux étudians en philosophie et en rhétorique. M. le principal eut même la bonté de me montrer la salle que l'on destineroit pour cet objet-là. Le lendemain, en attendant qu'on eût pris tous les arrangemens nécessaires, dix ou douze écoliers du même collège vinrent voir mon cabinet : je leur fis la démonstration du cerveau et des autres viscères, qui leur fit beaucoup de plaisir ; car ils m'écoutèrent avec plus d'attention qu'il n'est ordinaire aux jeunes gens ; il est vrai que les pièces en cire n'offrent rien de répugnant comme les objets naturels, dont l'odeur seule est insoutenable, à presque tout le monde, indépendamment d'une sorte d'effroi qu'elles inspirent toujours, inconvéniens que n'ont pas les objets en cire ; aussi j'ai remarqué que ces sortes de démonstrations étoient agréables même aux femmes, lorsque j'en faisois, soit en province, soit à Paris, rue de la Harpe, maison du citoyen Marsot, et au collège de Cluny. Dans ces entrefaites, je reçus une lettre qui m'obligeoit de retourner chez moi, j'y fus ; mais voyant que de nouveaux orages se préparoient, je revins à Paris, emportant tout le reste de mon cabinet, et j'enmenois mon épouse ; mais les affaires y étoient déjà bien changées : ajoutez que les caisses qui renfermoient les pièces en cire furent enfoncées et tout fut brisé, comme nous l'avons déjà dit ; ce qui renversa tous nos projets. Mais revenons à notre sujet.

Il arrive quelquefois, sur-tout aux personnes très-sensibles, *seminis emissiones absque voluntate sed tantum amœno visu.* J'ai connu un jeune homme vif et ardent, mais modeste, à qui cet accident arriva en considérant seulement le visage de son amante. Un coëffeur de femme me disoit un jour étant malade, qu'il n'en étoit pas quelquefois exempt en voyant la gorge de ses pratiques lorsqu'il exerçoit son état. — On se doute bien de l'état où devoient être les juges d'Athènes en appercevant le sein de Phryné.

La nature a doué les femmes de tant de charmes, qu'il n'y a pas de parties de leur corps, même les plus ignobles, qui n'aient excité les sensations les plus vives. — Il y avoit un docteur qui se passionnoit beaucoup en voyant les pieds d'une femme, et il prenoit un plaisir extrême à les baiser : *sua cuique libidoest*..... — Quoique l'ouie soit un sens moins rapide que la vue, ses effets ne sont pas moins grands *super genitabilia*, sans parler des passions que la musique des an-

ciens excitoit. Il est arrivé quelquefois , même
en société , que de simples chansons ou des paroles un peu libres , ont excité les plus vives
sensations. Qu'on juge d'après cela combien l'on
doit être prudent , circonspect , décent , sur-tout
avec les jeunes gens. Les anciens , quoiqu'en-
ragés dans leurs amours , avoient néanmoins le
plus grand respect pour la virginité des garçons ,
même *Cinœdorum* ; car Giton , lui-même , quoique déjà souillé par d'infâmes débauches , avoit
encore son pucelage , lorsqu'il connut pour la première fois la détestable Quartilla qui le lui fit perdre.
J'ai traduit le passage qui nous l'apprend. Giton ,
dit Pétrone , se pâmoit de rire en voyant toutes ces
prostitutions , lorsque Quartilla l'ayant considéré ,
demanda avec empressement à qui appartenoit
ce jeune garcon ; à moi répondit Encolpe , c'est
mon ami. Pourquoi donc , reprit-elle , ne m'a-t-
il pas donné un baiser ? et l'ayant appelé , il le
baisa avec transport , en glissant sa main........
mais ayant reconnu qu'il étoit encore vierge , elle
dit , etc. Voici le texte : *stabat inter hæc Giton ,
et risu dissolvebat ilia sua , itaque conspicata
eum Quartilla , cujus effet puer diligentissima
sciscitatione quæsivit , cum ego fratrem meum
esse dixissem : quare ergo , inquit me non basia-
vit ? Vocatum que adse in osculum applicuit :
mox manum etiam demisit insinum , et pertracto
vasculo tam rudi ; hoc inquit , etc.* On voit par

ce passage et par d'autres , combien les plus in-
signes débauchés avoient de la vénération pour
les puceaux. C'est que leur religion , quoique
fausse , leur défendoit de toucher à ces objets ,
en leur montrant sans cesse des dieux scrutateurs
de leurs pensées et de leurs actions.......

. Qui ne voit pas , s'écrie un payen , que les opinions religieuses sont de la plus grande nécessité , et combien ils ont prévenus de crimes ? etc.
*utiles esse autem opiniones has , quis neget , cum
intelligat , quantæ salutis sint religiones , quam
multos divini supplicii metus à scelere révocarit....*
Enfin la religion à tant d'attraits , tant de pouvoir
sur les hommes , que la payenne même a eu des
sectateurs très-pieux et très-zélés parmi les personnes les plus vertueuses : *in specie fictæ simu-
lationis , sicut reliquæ virtutes , ita pietas inesse
non potest , cum qua simul et sanctitatem et reli-
gionem tolli necesse est ,* dit un payen , mais
honnête homme ; or si vous ôtez la religion ,
poursuit-il , dès-lors , quelle agitation , quelle
inquiétude , quel boulversement entre nous ?
*quibus sublatis paturbatio vitæ sequitur , et magna
confusio , etc.*

Je le répète, une maladie telle que la masturbation , dont la cause est plus dans le moral que
dans le physique, ne sauroit être généralement
bien guérie qu'à l'aide de la religion, ou par de
bonnes instructions , simples , mais énergiques ,

secondées par des études utiles et agréables et par beaucoup d'exercices du corps. — Les enfans des paysans ne sont guères vicieux.

Si ces moyens sont insuffisans, il ne faut guère compter sur les physiques ; cependant il ne faut pas négliger les bains, les lavemens, les boissons rafraîchissantes, quelquefois les topiques, les purgatifs, rarement les vomitifs ; mais les restaurans, les gelées, sans oublier la tempérance ; car les vices entrent souvent dans notre corps avec les alimens. Quoique je défère beaucoup aux usages des anciens, je n'approuve pourtant pas qu'ils fissent du souper leur meilleur repas ; car c'étoit rare quand ils déjeûnoient ou dînoient, encore ne mangeoient-ils le plus souvent que du pain sec et quelques fruits, des figues, etc. *Prandium apud veteres rarum, idque parcum et plerumque panis cum caricis, etc.* SENEQUE.

Rien ne seroit plus capable d'inspirer la tempérance, que le pédagogue de Saint-Clément, s'il n'y avoit des choses que le vulgaire doit ignorer ; tous ces remèdes sagement administrés peuvent opérer de grands biens. Au reste, plusieurs auteurs recommandables ont conseillé, en dernière ressource, la correction manuelle, non-seulement contre la masturbation, mais aussi contre les autres affections nerveuses. Voyez Cœlius, Rhases, Eginette, Bartholin, Meibomius, Boerhaave, Bienville et autres.

J'ai lu dans un auteur grave et médecin, qu'un grand nombre de ces maladies nerveuses avoient été gnérie par le seul usage de la fustigation. Autrefois l'on renfermoit la jeunesse libertine dans des couvens de religieux, où elle étoit disciplinée d'importance.

Les personnes instruites savent que les anciens employoient souvent la fustigation même dans leurs fêtes, dans leurs cérémonies, sur-tout dans les lupercales, dans les mystères de Cybèle, d'Isis, etc. ; ils l'employoient aussi dans les maladies de l'ame, et les vierges même les plus-pures n'en étoient pas exemptes, *Cæsa est flagro vestalis,* dit un auteur contemporain. Peut-être se servoient-ils de ce moyen pour conserver toute leur pureté. Ce qu'il y a de certain, c'est qu'aucun médecin, avant le quatorzième siècle, n'a parlé clairement de la masturbation chez le sexe ; et Bernard Gordon lui-même, qui dans son *Lilium,* entre dans tant de détails, n'en dit pas un mot ; ce qui fait croire qu'elle étoit ignorée ou empêchée par la correction, car on sait que de son tems, *in pœna piaculari flagellum adhuc erat, vid Scot et ali.*

Au reste, avant d'employer la correction manuelle, qui est toujours un moyen désagréable et presqu'impossible de mettre en œuvre aujourd'hui, je ne cesse d'exhorter les personnes graves et qui sont en bonne odeur, de ne point retirer leurs sages conseils de la jeunesse libertine; car, si son jugement est facile à s'égarer et à s'altérer, la verge de la morale parvient assez souvent à le diriger et à même à l'épurer. En voici des exemples.

Trois demoiselles, aimables et amies, se rendoient mutuellement des petits services, lorsqu'elles trouvèrent enfin l'occasion d'un jeune homme qui se joignit à un autre de ses amis, et furent tous les cinq dans une guinguette isolée. Les arrangemens mystérieux qu'ils prirent avec l'aubergiste le rendit soupçonneux; cependant voilà nos jeunes étourdis dans une chambre bien fermée : grande chère et encore plus grande joie, sans penser que Dieu les voyoit et que l'aubergiste les écoutoit. Déjà ils se regardoient, ils se considéroient; déjà le sein des filles s'élevoit, lorsque tout - à - coup *sensibus eversis vestibusque exutis, omni lidine flagrantibus oculis se inquinarunt; tandem sic adhuc saltarent in orbem, molliter cantando*, lorsqu'un commissaire arrive avec la garde, ordonne d'ouvrir la porte , ou si-non de l'enfoncer. La peur s'empare aussitôt de nos jeunes gens, et d'autant plus qu'on frappoit à la porte à grands coups de crosse de fusils, chacun saisit en tremblant ce qui se trouve sous sa main , *ad tegendum se*, on ouvre, le commissaire ne peut garder toute sa gravité en voyant la plus singulière mascarade ; la garde, l'aubergiste et ses gens étouffoient à force de rire, tandis que nos jeunes libertins, couverts de honte, auroient voulu être à cent pieds sous terre : *decorè vestitis*, le commissaire reparut, mais avec un air terrible, et après leur avoir fait sentir toute la grandeur de leur faute, en termes très-énergiques, il reprit sa modération et parla de la pudeur, mais avec tant de dignité, de candeur et de sagesse, qu'atterrés de douleur, ils se jettèrent à ses pieds, fondant en larmes, en le suppliant de vouloir bien leur pardonner, et de ne point ébruiter cet écart de jeunesse, en l'assurant d'un sincère retour à la vertu. Le commissaire se laissa attendrir, les releva, et prenant un ton paternel, les rassura paisiblement et les fit prudemment accompagner chez leurs parens. Quelque tems après, deux des demoiselles se marièrent avantageusement et furent heureuses ; la troisième vécut dans la retraite, s'occupant à des œuvres de miséricorde : quant aux garçons, l'un, qui étoit doué de brillantes qualités, donna dans l'amour du travail et dans le bien, il se maria avec une fille bien famée et vécut dans une honnête médiocrité ; l'autre quitta son pays, il fut employé dans des états pénibles et dégoûtans, et quoiqu'il eût des occasions fréquentes d'attiser ses desirs, il fut néanmoins chaste et

(59)

toujours honnête : l'idée du sévère et bon commissaire le frappoit sans cesse.

J'ai connu un jeune débauché, un querelleur sans fin, se livrant à toutes les folies de son âge, se plongeant dans tous les vices de l'impureté ; lorsque tout-à-coup il fut converti par un homme de bien ; et ce libertin, ce monstre d'impureté et d'inhumanité, qui, l'épée à la main, avoit peut-être étendu plus de vingt hommes, devint un exemple de douceur et de vertu !...... J'en parlai un jour à sa fille, avec la plus grande satisfaction, en présence de mon épouse.

Hommes vraiment vertueux, ne cessez donc de prêcher le bien à la jeunesse débauchée, et vous opérerez souvent des changemens salutaires! car le voluptueux Platon (1), avec tout son génie, ne put réformer la cour de Denis, tandis que le sage Xénocrate, avec moins d'esprit, fit des conversions admirables !......

Telles sont, en général, les pièces concernant les maladies et les réflexions qu'elles ont amenées.

Les Praticiens qui sont parvenus à notre connoissance, et qui nous paroissent avoir bien saisi les moyens pour connoître les maladies et les

---

(1) Platon fut si vicieux, qu'il osa écrire avec emphase ses infames foiblesses. *Voyez* Serranus.

guérir, sont, chez les Grecs, l'immortel Hypo-
crate, Galien, le sage Aretée, Oribase, Eginette;
chez les Arabes, Rhases, le vertueux Albucasis,
Avensoar, Avicenne; chez les Juifs, Maimonide,
Ammatus, Zacutus; chez les Chrétiens, les plus
saillans sont, Constantinus, Arnaud de Ville-
Neuve, Lanfranc, Pitard, Gordon, Fernel,
Craton, Hildanus, Mercurial, Paré, Rivière,
Louise Bourgeois, Hoffman, Sydenham, Mau-
riceau, Boheraave, le sage Mead, Baglivi, Fizes,
l'illustre de Sauvage, Jean Louis Petit, la Motte,
Smellie, Antoine Petit, Levret, Lieutaud, Raulin, Senac, Desault, Tissot et autres..... Tels
sont les signalés bienfaiteurs de l'humanité souf-
frante : heureux si la société n'en eut connu que
de ce mérite ! *abstine si methodum nescis.*

Comme dans mes démonstrations d'accouchemens je me servois de pièces en cire, il
me vint dans l'idée d'appliquer ce genre de travail à représenter les maladies, et cela pour l'ins-
truction et le bien de l'humanité ; en conséquence, en 1775, je commençai par représenter
en cire coloriée, un poumon ulcéré d'une jeune
fille morte phthisique : le succès surpassa mon
attente ; je redoublai mon zèle, et en peu de
tems j'eus une collection assez considérable de
maladies en cire coloriée, jusqu'à ce qu'enfin
étant revenu à Paris, et y ayant monté un cabinet dans ce genre, le Lycée des Arts daigna

envoyer des commissaires , instruits et éclairés , pour en faire le rapport qui fut des plus avantageux , et qui fut imprimé et mis dans le journal des Sciences , Lettres et Arts , n°. 20 , p. 441, lequel étant tombé par hasard dans mes mains , je vis que le titre étoit imparfait , et cela par oubli sans doute de l'imprimeur. Le voici : Rapport fait par , etc. pour examiner le cabinet du citoyen Bertrand , mouleur et modeleur en cire : oubliant de mettre ancien professeur de physiologie et d'accouchemens , ensorte que le public croit encore qu'il y a deux Bertrand , l'un professeur , et qui n'est que le propriétaire dudit cabinet , et l'autre sculpteur qui l'a fait ; et c'est pour tirer le public de l'erreur , que j'annonce ici que non-seulement Bertrand , ancien professeur de physiologie et d'accouchemens , est possesseur dudit cabinet, mais qu'il en est aussi le seul artiste.

OBJETS *concernant la Génération.*

La génération étant la production de son semblable , elle doit être le devoir de tout être sensible , et bien conformé.

Dans l'espèce humaine , la génération ne peut avoir lieu que par l'union de l'homme avec la femme , en conséquence nous avons représenté les parties qui servent à la génération. Mais comme l'union de ces parties ne suffit pas pour opérer la conception , et qu'il faut encore qu'elles soient bien conformées , nous avons aussi représenté leurs vices de conformation, qui causent , ou la stérilité , ou l'impuissance , ou l'infécondité , ou l'aversion , etc. mais dont le détail nous paroît ici superflu.

Nous avons dit que dans l'espèce humaine la conception ne pouvoit avoir lieu sans l'union des deux sexes ; mais cette union , selon nos lois , ne peut encore se faire légitimement que par le mariage ; il est vrai que la plupart des hommes et des femmes y sont destinés , de là vient que les célibataires vertueux sont quelquefois exposés à des infirmités , à des maladies graves et même mortelles. Ainsi toute personne sensible et bien constituée est naturellement faite pour le mariage , et il est de fait que moins il y a de mariages , plus il y a d'adultères. C'est aussi pour remédier à ce désordre, que Moïse a fait du lien matrimonial le devoir le plus sacré !....

Ne soyons donc point surpris de voir la fille de Jephté , ornée de toutes les graces attachées à son sexe , marchant à l'autel avec cette grandeur d'ame qui se sacrifie pour le salut de sa patrie , ne regrettant seulement que de mourir vierge ! En conséquence nous avons représenté deux nouveaux mariés implorant la protection d'Hymenée. Un auteur célèbre après avoir beaucoup voyagé , a écrit qu'il y avoit plus d'adultères en France , que dans presque toute l'Europe.

Mais ne pourroit-on pas lui reprocher qu'étant en France, il a souvent pris l'ombre pour la réalité, une politesse affectée pour de l'amour ?... Je sais que le Français se plaît à papillonner, à rire, à folâtrer avec d'autres femmes que la sienne, qu'il est galant homme, qu'outre l'ami de la maison, madame à ses favoris, ses roquets (*qui sine peccato est vestrum, primus inillam lapidem mittat*....) Quoique toutes ces libertés que les mariés se permettent réciproquement, puissent quelquefois donner lieu à des écarts sérieux, mais non pas aussi fréquemment qu'ils le paroissent, il est vrai que depuis quelque tems il semble que le mariage soit façonné par la volupté, et groupé par le vice ; mais ce qui est encore plus scandaleux, c'est qu'une union aussi sainte soit ridiculisée ; ce qui ajoute encore à la dépopulation.

Il n'y a pas de question qui ait été plus agitée que le *modus faciendi*, de la conception, et pas une où l'on soit moins d'accord (sans parler des moyens barbares et indécens que l'on a employé pour les étayer.)

Comme de tout ce pompeux fatras de différens systèmes, celui des ovaristes nous paroît le moins défectueux, aussi l'avons nous représenté dans les situations les plus favorables à la conception..... cependant il laisse encore, comme les autres, beaucoup d'obscurité, beaucoup de contradictions et rien de bien concluant.... En effet, que devient la liqueur seminale dans la matrice ? passe-t-elle par les trompes pour aller vivifier l'œuf qui est dans l'ovaire ? ou bien est-elle absorbée par les vaisseaux lymphatiques de l'uterus ? comment la semence agit-elle ? comment cette liqueur merveilleuse contribue-t-elle à former l'homme ? est-ce une substance où sont renfermées nos perceptions et nos idées ? l'homme y est-t-il tout entier, ou bien s'il n'y est qu'en partie ? y est-t-il sous la forme d'un ver ou de plusieurs ? ou bien si les animalcules ne sont que des atômes organiques, ou des matières plastiques qui les façonnent diversement ? l'ame y a-t-elle quelque part ? est-ce elle qui arrange les parties chacune à leur place ? comment agit-t-elle pour développer les molécules de la matière principe ? quelle cohésion leur donne-t-elle pour former un être semblable à l'espèce dont il est sorti ? etc., etc. Que voir dans une obscurité si grande, si non les bornes de notre foible intelligence ! Imitons plutôt l'heureux berger, qui, apprenant que sa femme est enceinte, lève les mains au ciel, en bénissant la Providence d'avoir songé à lui, sans s'inquiéter ni du comment, ni du pourquoi !.....

On a mis plusieurs fois en question si la conception pouvoit avoir lieu *absque lœtitia.*

Sanchés, *de Matrimonio*, Columbus, Fernel, Peramato, etc. sont pour le négative ; mais

Aristote , Zacchias , Pineus , Duvernay et autres ,
soutiennent l'affirmative. D'après ce que ma profession m'a appris sur cet objet, je dis que la conception a lieu le plus souvent dans des momens
rapides et délicieux !...... mais qu'elle s'opère
aussi quelquefois *absque lœtitia , nam voluptas
apud mulierem tantum accessio est* : chez l'homme ,
c'est autre chose.

A l'égard des situations , si l'on considère la
position des ovaires , etc. et les lèvres du museau
de tanche lorsque la femme n'a pas conçu , il
semble que *habitus retro seu ritu pecudum* soit le
plus favorable , joint à ce que *apud mulieres id
tamgratum , quam quod gratissimum* , cette situation est celle des orientaux et même des patriar-
ches ; car comment Thamar auroit-elle pu jouir
de Juda ? Cependant il faut convenir que le peuple qui n'est pas fin et qui va à la bonne mode
dans cette joyeuse affaire : est néanmoins le fabri-
cateur le plus fécond du genre humain ! D'ailleurs,
n'est-il pas bien doux de se voir dans ces heureux
momens ! et de se rendre les plus délicieuses
caresses ?........

O B J E T S *concernant la grossesse.*

La grossesse est l'état de la femme qui a conçu,
et qui en porte le fruit dans son ventre. Voici
les figures qui la concernent :

1°. Une femme enceinte d'environ trois mois,

,dont le bas - ventre et la matrice sont ouverts pour voir le fœtus, la situation des reins, de l'aorte, de la veine cave, une portion des intestins grêles, l'arc du colon, le rectum, la vessie; de plus, la structure des mamelles, les canaux qui portent le lait au mamelon, etc.

2°. Le développement de l'embrion jusqu'au terme de l'accouchement, en douze figures. Il est à croire que ce développement dépend en partie de la mère ; car tant que l'enfant est dans la matrice, il vit plus de sa mère que de lui-même. Les vaisseaux utérins ne s'abouchent-ils pas avec ceux du placenta ? aussi, la mère morte, l'enfant la suit-il de très-près.

3°. Le développement graduel de la matrice, depuis le *punctum saliens*, jusqu'au neuvième mois de grossesse. Quoique la matrice paroisse toujours passive dans la grossesse, néanmoins je la crois aussi un peu active et quelquefois trop, ce qui produit peut-être l'avortement, quelle qu'en soit la cause.

4°. Le toucher. Arrêtons-nous un moment sur cet objet qui est des plus importans, et le plus délicat de l'art des accouchemens, et qui exige autant de sagacité que d'expérience. En voici un exemple : Une femme ayant été condamnée à mort, se déclare enceinte ; elle est visitée par des personnes de l'art, qui toutes décident fer-

mement qu'elle ne l'est point , malgré la protes-
tation de cette malheureuse qui assuroit toujours
qu'elle étoit grosse. Arrivée sur l'échafaud , elle
lève les yeux au ciel , en s'écriant : Mon Dieu ,
faites-moi miséricorde et ayez pitié de mon pauvre enfant ! Dans ce terrible et affreux moment ,
où la femme ne ment plus , personne , hélas ! ne
crie grace, et la sentence est exécutée. L'on demande aussitôt l'ouverture du cadavre , et l'on
trouva en effet dans la matrice un enfant d'environ cinq mois. Regrets inconsolables pour des
ames droites et sensibles!...

Autre fait non moins important , sur-tout pour
les jeunes acoucheurs, et que je tiens de M. Levret,
dont j'ai l'honneur d'être élève , il nous dit dans
ses cours , qu'un accoucheur ayant été appelé
dans un hôtel garni , il se présenta un particulier
d'un extérieur opulent et d'un air satisfait , qui
lui dit ingénuement, qu'ayant un long voyage à
faire , il seroit bien aise de savoir si son épouse
étoit enceinte , et dans ce cas , si elle pourroit
l'accompagner sans danger : en conséquence il la
fait venir. L'accoucheur, qui étoit de bonne-foi ,
visite cette jeune femme , sans regarder ses yeux,
et lui dit avec joie : Madame, vous êtes enceinte !
Aussitôt, la rage dans le cœur, elle vomit contre lui
toute sortes d'injures, l'accablant de mortifications,
le taxant d'ignorant, de calomniateur , etc. On ne
peut exprimer l'étonnement et le dépit de ce

pauvre accoucheur , il s'en fut bien vîte. Cependant le lendemain, pénétré de douleur , il retourna à l'hôtel pour tâcher de remédier à quelque chose, mais on lui dit qu'ils étoient partis dès le jour même.

Le toucher n'est pas moins important dans la suppression de part , dans l'infanticide , pour savoir si l'on peut donner certains remèdes à une jeune femme malade, pour reconnoître les vices de conformation du bassin , ses maladies , celles de la matrice et de ses dépendances , pour s'assurer de la situation de l'enfant et des parties qu'il présente à l'orifice de la matrice , etc. etc. L'on voit par ce court exposé qu'il n'y a pas d'état qui exige plus de qualités réunies que celui de l'accoucheur ; car il ne suffit pas qu'il soit habile , il faut encore qu'il ait de la sagacité , de la probité , de la patience , beaucoup de prudence et un secret inviolable !.....

En général les femmes desirent la grossesse ; anciennement les femmes fouloient aux pieds la pudeur pour devenir fécondes , elles se soumettoient à tout ; aujourd'hui, quoique la stérilité ne soit plus une tache , comme autrefois , et qu'elle ne soit plus frappée de malédictions , celles qui sont stériles sont néanmoins tristes , rêveuses , maussades, elles aiment passionnément les enfans, elles les caressent, elles les baisent et les embrassent avec transport.

Moins le siècle est corrompu, plus les femmes brûlent de devenir enceintes, aussi, vers 1325, Gadesden, chanoine qui possédoit disoit-il un secret pour faire concevoir, fit une fortune immense; sans cesse il étoit consulté par des femmes; il est vrai qu'il étoit médecin comme la plupart des prêtres de son temps. Voyez sa *Rosa Anglica*; Freind. *Hist. de Medeci.*

Quoique M. Astruc semble ne pas approuver que la médecine soit exercée par des hommes d'église, il est constant néanmoins que plusieurs s'y sont distingués; le père Potentiel, dans la chirurgie; le père Plumier, dans la botanique; Roger Bacon, cordelier, dans la chymie. J'ai connu en province un augustin qui exerçoit avec succès toutes les branches de la médecine; j'ai connu aussi un capucin, bon naturaliste et chimiste, qui s'étoit attaché spécialement aux maladies du sexe, et qui avoit la confiance d'un grand nombre de femmes, sur-tout parce que, par scrupule, il ne faisoit pas d'opérations, mais seulement des injections avec une seringue; ce qui faisoit dire aux envieux qu'il ne savoit donner que des clystères. Il y avoit aussi un certain frère Bruno, minime, qui exerçoit la médecine et la grande chirurgie avec succès : on ne sauroit croire combien de personnes des deux sexes y avoient confiance ! enfin tout le monde a entendu parler du fameux frère Cosme : il n'est pas douteux que des hommes dégagés de tout souci ne puissent opérer des succès même étonnans !......

Mais si les femmes souhaitent ardemment la grossesse, quelquefois aussi n'ont-elles pas la consolation de la voir arriver à son terme. C'est ce qu'on nomme avortement, ou fausse couche.

OBJETS *concernant l'avortement.*

L'avortement est la sortie d'un enfant hors de la matrice avant le septième mois, quelle qu'en soit la cause. Nous avons représenté plusieurs avortons, dont voici les principaux.

Avorton de quatre mois, occasionné par la terreur subite que sa mère eut d'un coup de fusil tiré en l'air.

Avorton de cinq mois, par un coup de pied que sa mère reçut de son mari étant ivre.

Avorton de trois mois, par la peur d'une araignée que sa mère avoit vue sur sa cuisse.

Deux avortons jumeaux, occasionés par des soufflets que leur mère avoit reçus de sa marâtre.

Avorton de quatre mois, par des coups que sa mère reçut en voulant séparer deux ivrognes qui se battoient.

Avorton de six mois, *à coitu retro seu pecudum ritu*, mais sans modération, quoique l'amant fut fort prudent, *quia fervidissima erat mulier* : je sais que c'est la qualité d'une bonne partie des femmes grosses.

Avorton de cinq mois, par la compression d'un corps de baleine.

Avorton de six mois, par une forte pression que la mère éprouva pour voir exécuter un criminel.

Avorton de quatre mois, parce qu'on avoit eu l'imprudence d'éveiller brusquement sa mère dormant à un sermon.

Avorton de six mois, par l'imprudence de sa mère, voulant aller à cheval pour faire une partie de promenade, etc.

On voit, par ces exemples déplorables, et par une infinité d'autres, combien les femmes enceintes doivent êtres prudentes et avisées, combien elles doivent éviter les fortes passions de l'ame, les plaisirs bruyants, les courses, les sauts, les contre-danses, les fortes extensions des membres, les voitures cahotantes, la fréquence des approches maritales, etc.

Il faut aussi que les personnes qui entourent les femmes grosses, aient l'attention de ne pas les contrarier, de ne pas leur faire peur, de ne pas souffrir qu'elles élèvent des fardeaux, de les garantir du grand froid, de satisfaire leurs envies: car elles aiment bien qu'on les devine et qu'on les previenne.

Au reste, tous ces avis regardent spécialement les femmes delicates et très-sensibles, celles dont l'aisance a jeté dans la molesse; car les femmes du mênu peuple , et celles qui mènent une vie active et laborieuse , n'en ont guères besoin ; elles supportent au contraire beaucoup de choses sans accidens , mais elles ne doivent jamais servir d'exemples aux autres.

Etant à Arles , je vis une dame enceinte dont le ventre étoit très-volumineux, qui néanmoins étoit gaie et alerte à ravir (1).

Une attention qu'on doit avoir , c'est de ne point marier les filles trop jeunes , sur-tout celles qui sont vives et folâtres , car elles sont sujettes aux avortemens ou a des accouchemens prématurés.

Uu auteur célèbre , nous dit , qu'anciennement les femmes romaines , enceintes , ne répugnoient pas de se faire *verberare* par des luperques , et l'on voit aussi , *in Baronio , matronæ , nudato publice corpore vapulabant* , ponr accoucher plus facilement.

Il seroit à souhaiter que toutes les causes d'avortement fussent accidentelles , mais combien y en a-t-il de volontaires ?..... Dieu sait comme j'ai toujours eu en horreur les monstres de ce crime..... Il est bon de savoir qu'il y a quantité de personnes qui croient qu'il n'y a point de

____

(1) Les femmes de cette charmante ville , sont naturellement affables et sensibles , et les hommes , généreux et bienfaisans.

mal de procurer l'avortement , avant que l'enfant soit bien formé , c'est-à-dire avant le quatrième mois , parce que , selon elles , il n'a point encore d'ame ; en conséquence elles s'étourdissent jusqu'à agir sans remords. Deux jeunes dames illégitimement enceintes , d'environ quatre mois , vinrent ensemble me consulter avec sérénité , pour savoir un moyen qui pût les débarrasser de leur fardeau , assurant tranquillement qu'il en étoit encore temps ; parce que l'enfant n'avoit pas d'ame , etc. Aussitôt je m'appliquai à les tirer de cette erreur, et leur prescrivis des préceptes salutaires pour conserver leur fruit ; ce qu'elles me promirent. L'une me dit alors froidement *nothus sanè erit*; l'autre qui étoit étrangère, et je crois protestante, s'évertuoit beaucoup pour me prouver qu'elle aimoit bien son mari, qu'elle ne s'en consoleroit jamais ; mais que sa passion l'avoit dominée en voyant malheureusement un homme d'un air mâle et singulier : Madame , lui dis-je alors , il est fort inutile de vous peiner ainsi, car notre profession nous met à même , mieux que pas une , de connoître les écarts des filles , et les foiblesses des femmes de toute religion ; ainsi , madame , tranquillisez-vous , nous sommes à l'abri du scandale : *quid quod , qui sine peccato est vestrum , primus in illam lapidem mittat.*

Je sais que la chaîne des avortemens volontaires, tient à l'antiquité qui ne nous fournit que trop d'exemples de ce crime monstrueux ; car tout le monde n'avoit pas alors la générosité ni la probité de Lycurgue, et Hypocrate, lui-même, avoue qu'il fit avorter une musicienne ; il est vrai que ce grand homme, pénétré, sans doute, d'un tel attentat, fit jurer à ses disciples de ne jamais procurer d'avortement ; mais nous voyons avec horreur que plusieurs sages-femmes ne s'en faisoient point de scrupule, entr'autres, l'exécrable Aspasie ; cette scélérate s'étoit acquise une sorte de réputation par ces monstruosités. Il est vrai aussi que nous avons la satisfaction d'y voir des sages-femmes vraiment dignes de ce nom respectable, témoin, la vertueuse Laïdis, qui, quoique païenne, eut toujours horreur, ainsi que plusieurs autres, de commettre un pareil crime.

Sixte-Quint fit un loi par laquelle il condamnoit comme homicide, quiconque auroit contribué à l'expulsion d'un embrion formé ou non. Il faut convenir que ce grand homme, malgré son extrême sévérité, se montra toujours l'ennemi du vice, et le protecteur de la vertu ! . . . .

Bien qu'il soit douloureux de savoir qu'il existe peut-être encore des Aspasies acharnées à détruire les embrions, combien aussi n'ai-je pas de satisfaction à me rappeler des traits sensibles et compatissans pour ces pauvres petites créatures ! J'ai connu des jeunes femmes , des femmes même à plaisirs , qui , quoiqu'avortées accidentellement, en ont conçu néanmoins tant de douleurs , qu'elles se sont imposées depuis lors une conduite très-régulière et même pénitente.

Au reste , l'avortement n'est pas sans danger pour la mère ; souvent il est plus funeste que l'accouchement à terme. Il y a deux mille ans , qu'Hypocrate l'a pronouce ; en effet , dans l'accouchement naturel , tout se fait insensiblement et par gradation , au lieu que dans l'avortement , c'est tout le contraire , le moral est agité , troublé , déconcerté ; le physique est forcé , irrité , enflammé , ce qui entraîne nécessairement plus de dangers...... Parmi les objets qui concernent la grossesse , nous avons aussi représenté la rétroversion de la matrice.

Résumons en peu de mots , et disons que si les sages préceptes de la médecine peuvent préserver de beaucoup d'avortemens involontaires , il n'y a guère qu'une saine morale qui puisse empêcher les volontaires !.... La grossesse est quelquefois le fruit du caprice et celui de la jalousie.

Une jeune femme , aussi vertueuse qu'aimable,

fut avec son mari dans une société, où elle eut la sagesse de rejeter avec indignité toutes les sollicitations d'un jeune homme accompli ; cependant le mari en conçut une telle jalousie, qu'il lui fit faire une ceinture de chasteté. Dépitée, outrée, elle résolut de s'en venger, et fit faire, à force d'argent, une clef ; puis elle écrivit au jeune homme, qui ne pensoit plus à elle, de se rendre dans un endroit sûr, qu'elle lui désigna. Jusqu'à présent, monsieur, lui dit-elle alors en lui présentant la clef, j'ai été honnête, je vous l'avoue devant Dieu ! mais depuis que mon mari, par une jalousie atroce, a voulu être le gardien de ma chasteté, j'ai résolu de la perdre. A peine fut-elle satisfaite, qu'elle s'en repentit amèrement, dans la crainte d'être enceinte, et cela par un pur scrupule : tellement l'honnêteté avoit encore de prise sur elle ! Ne cessez donc d'inspirer la vertu aux femmes, mais laissez-les libres !

OBJETS *concernant l'Accouchement.*

L'accouchement est la sortie d'un ou de plusieurs enfans hors de la matrice, avec ses dépendances. — Nous avons représenté :

1°. Les différentes situations les plus usitées que l'on fait prendre à la femme en travail.

2°. Les particularités qui arrivent aux parties externes de la génération de la femme.

3°. La formation de la poche des eaux de l'amnios, et son ouverture.

4°. Ce qui arrive à la vulve et aux environs lorsque l'enfant est au couronnement, jusqu'à sa sortie.

5°. L'accouchement naturel. Nous avons représenté pour cela une femme surprise par le travail de l'enfantement dans un endroit isolé, n'ayant d'autre secours que celui de la nature. Nous avons exprimé, avec toute la vérité possible, son état inquiétant en pareilles circonstances.

Ayant pratiqué les accouchemens pendant près de trente ans, je crois qu'on me saura gré de faire ici l'esquisse de cette fonction aussi importante qu'elle est intéressante.

Tableau de l'Accouchement naturel.

A peine une jeune femme commence-t-elle d'éprouver, pour la première fois, les douleurs de l'enfantement, qu'elle tombe dans la perplexité ; d'un côté, l'idée affligeante d'un travail pénible et douloureux l'attriste ; de l'autre, le bonheur de devenir mère, celui d'être sensible et chère à l'époux qu'elle aime, la console, et tempère les inquiétudes que l'approche de l'accouchement doit naturellement lui causer.

Comme dans le premier temps du travail

les douleurs sont légères et éloignées , la jeune femme les supporte avec sérénité , elle recherche la présence des personnes qui lui son chères, elle se plaît à les entretenir, à les interroger (il est alors de la prudence de l'accoucheur de ne laisser autour d'elle que des personnes consolantes et discrètes); mais à mesure que les douleurs augmentent et qu'elles se rapprochent, l'inquiétude la saisit , d'autant plus que ses efforts lui paroissent impuissans , et les douleurs vaines ; elle devient taciturne et pensive , elle regarde en soupirant tout ce qui l'environne , elle pleure , elle prie , on diroit même qu'elle se repent d'avoir connu l'amour. Déjà les graces de son visage ont fait place à l'agitation , ses yeux fixés sur l'accoucheur , elle tâche de deviner tout ce qui l'intéresse ; enfin , après de nombreux efforts, les membranes se déchirent, les eaux s'écoulent, et le calme arrive. On diroit que la nature l'a fait pour que la pauvre femme puisse reprendre haleine et augmenter ses forces , afin d'achever le grand œuvre de l'accouchement.

En effet , dans le second temps du travail, le changement dans toute l'économie animale est frappant, la jeune femme a repris courage , elle souffre avec constance , et elle fait mieux valoir ses efforts ; mais son visage , alumé et couvert de sueur , ses yeux baignés de larmes , et sa voix entre-coupée de sanglots , vous attristent étrangement. O qu'une femme est alors un objet bien intéressant !..... Combien de fois n'ai - je pas desiré , dans ces douloureux momens , qu'un philosophe fût assis auprès de moi pour sentir tout le prix d'une femme ! pour la voir au milieu de ses douleurs craindre plus encore pour son enfant que pour elle-même !...... Faut-il que l'homme cause tant de peine à celle qui lui donne le jour , pour n'être quelquefois qu'un monstre d'ingratitude ! Malheur à celui qui n'est pas sensible au sort des femmes! Il est vrai que j'ai vu quelquefois des femmes accoucher avec tranquillité et même avec gaieté, mais bien rarement dans un premier accouchement.

Dernier temps du travail. — En vain flatte-t-on la jeune femme d'une prompte et heureuse délivrance ; la pauvre ! elle sent bien l'état où elle va être réduite pour devenir mère ; déjà son regard farouche et menaçant vous dit de prendre garde à elle; déjà elle saisit brusquement tout ce qui peut l'affermir; déjà son visage est en feu, ses veines gonflées, ses yeux étincelans, sa voix gémissante, tout son corps en nage, ses membres frémissans : ciel quel état ! quel objet de pitié !...... oui, le cœur le plus endurci en seroit alors attendri ! enfin, des efforts extrêmes, suivis de cris perçans, annoncent que la tête de l'enfant passe, et le corps suit bientôt après. Aux premiers cris de l'enfant, la joie la plus pure s'empare aussi-tôt de la jeune mère, tous ses maux sont passés, ses vœux sont accomplis, elle contemple encore toute tremblante ce cher fruit de son amour avec des transports de joie que souvent j'ai été obligé de réprimer : tout ce qui l'environne alors ne la touche guère, ni son mari qui l'embrasse et qui pleure, ni les assistans qui la félicitent et la consolent; son cœur et ses yeux ne sont ouverts que pour ce cher enfant! oui, elle mourroit de joie si le souvenir de ses douleurs passées ne la rappeloit sans cesse à la vie...... Momens délicieux! charme inexprimable! oui, c'est le plus beau moment de la vie des femmes!..... Une légère inquiétude vient ensuite troubler cet instant de délices, c'est pour le détachement du placenta. L'accoucheur l'aide le plus souvent, et lorsqu'il est fait, on dit communément que la femme est délivrée.

Telle est l'esquisse du tableau de l'accouchement ordinaire : l'on voit que c'est une de ces grandes opérations de la nature dont l'appareil est des plus intéressans et des plus compliqués.

Nous avons aussi représenté les objets concernant les accouchemens laborieux, et ceux contre nature dont le détail nous paroît ici superflu: nous dirons seulement qu'il est important, dans ces sortes d'accouchemens, que l'accoucheur respecte la confiance extrême que les femmes ont alors dans les objets religieux : *ab omni œvo mulieres piæ fuerunt.* — Je fus appelé pour secourir une femme en travail depuis plus de trente heures, d'un enfant volumineux qui venoit en double, et les 'eaux écoulées depuis la veille. Je la trouvai chargée de reliques attachées à son cou : elle me pria de les lui laisser. Je n'eus garde de m'y opposer, quoiqu'elle en fût presque suffoquée. Comme elle vit qu'il falloit agir de force, elle me dit fermement que je pouvois travailler. En effet, elle supporta toute l'opération manuelle avec une constance héroïque, et elle fut bientôt délivrée.

Une autre fois je fus appelé pour une jeune dame qui, depuis quatre jours, étoit en travail de son premier enfant, et abandonnée de son accoucheur. Ayant reconnu l'enclavement de la tête au détroit supérieur, je dis à son mari qu'elle n'accoucheroit que par le forceps : cependant on voulut différer jusqu'au lendemain matin. Alors la jeune dame, sentant que ses forces s'épuisoient et que rien n'avançoit, se détermina enfin. Comme elle étoit pâle et toute tremblante, entourée de sa famille gémissante, et au milieu des soupirs et des sanglots qu'elle entendoit de tous côtés, je tâchai de la rassurer par ma contenance, par mon procédé et par mes paroles, en lui promettant qu'elle seroit bientôt délivrée, moyennant l'aide de Dieu. Je fis apporter devant elle le cierge bénit qui brûloit depuis long-temps ; mais voyant qu'elle n'étoit pas tout-à-fait rassurée, j'appuyai la nécessité du moyen que j'allois employer sur des motifs religieux et par des paroles consolantes ; si-bien que, reprenant alors ses couleurs et s'armant d'un courage invincible, elle fit sortir de sa chambre beaucoup de personnes qui lui étoient néanmoins très-chères, en me disant d'un ton ferme que je pouvois agir. Il ne resta dans la chambre que trois hommes pour la tenir, mon épouse et une dame que j'avois accouchée plusieurs fois : je passai dans un cabinet pour préparer ce qu'il me falloit et m'arranger. Ayant parut d'une manière à n'être point gêné, bien loin d'en être effrayée, elle m'envisagea avec joie, ranimant elle-même le courage des trois hommes qui étoient pâles comme des morts. Tout mon monde étant placé, sans me répandre alors en paroles, je lui dis seulement : Madame, mettez toute votre confiance en Dieu, et un petit peu en moi !..... et je me mis à l'ouvrage. — Le forceps ayant glissé après quelques tentatives, je l'introduisis de nouveau, mais d'une autre manière, sans m'appercevoir que la dame qui étoit à côté de moi m'essuyoit le visage, car j'étois tout en nage ; enfin j'amenai la tête dehors et le corps suivit aussi-tôt. C'étoit une jolie petite fille, bien vivante et bien grasse, et qui, je crois, doit jouir encore d'une parfaite santé, ainsi que sa mère que j'ai accouchée de nouveau ; mais sans moyens auxiliaires.

Ces exemples , et nombre d'autres , m'ont prouvé que les femmes, dans les dangers, montrent au moins autant d'intrépidité et de courage que les hommes dans les plus grands périls , sur-tout lorsqu'elles sont appuyées sur des objets imposans ou sur des motifs religieux, et cela de tout temps. Voyez avec quelle solemnité, avec quelle dévotion, Lucine et autres déesses étoient implorées par les femmes en travail ; voyez ce qu'en ont écrit Tertulien , S. Augustin , le bon Arnobe avec son génie miséricordieux et touchant , etc. etc. — Tel est l'esprit des femmes, qu'il est nécessaire de consulter et de ménager beaucoup dans le travail de l'accouchement, et cela pour le plus grand bien, qui doit être toujours notre véritable but , car il fait la félicité de la vie et notre consolation à la mort, puisque *omnes éodem cogimur.* — Frère Jean, je voudrois avoir été toute ma vie frère Jean , disoit un illustre et vertueux prélat au lit de la mort........ Disons donc que dans le travail de l'accouchement les femmes ont autant besoin de consolation que de secours, et que rien n'est plus efficace alors que les motifs religieux ou les propos graves et décens ; car j'ai remarqué que les plaisanteries ne réussissent guères , et que très-souvent, bien loin d'encourager ou d'égayer la femme, la jettent au contraire dans l'impatience et le dépit ; heureuse si dans ces soucieux momens elle trouve une personne compatissante en qui elle puisse déposer sans crainte toutes ses peines et ses inquiétudes ! c'est alors que vous la verrez supporter avec constance, et même avec sérénité le pénible travail de l'accouchement !........

Comme l'accoucheur est fait pour secourir indistinctement toutes les femmes, il faut aussi qu'il ait la prudence de ménager les différentes opinions religieuses ; ainsi, lorsque l'accouchement est terminé, le devoir de l'accoucheur est de pourvoir au bien de la mère et de l'enfant, mais toujours avec sagesse. — M. Levret nous disoit un jour, dans ses cours particuliers, que M. Grégoire, célèbre accoucheur de Paris, fut appelé pour secourir une femme juive. Dès qu'elle fut délivrée, l'accoucheur zélé demande de l'eau : Pourquoi? dit le mari. C'est, répliqua Grégoire sans hésiter, pour baptiser l'enfant. Vous ne le ferez point, reprit le mari. L'accoucheur persistant, mais changeant de langage, lui dit alors : Donnez-m'en au moins pour boire. On lui en donne, il en prend une bonne gorgée, puis la verse aussi-tôt sur l'enfant en prononçant les paroles sacramentales. A l'instant le mari et ses gens prennent le pauvre Grégoire et le jettent à la porte , tombe dans l'escalier et se blesse dangereusement. — M. Levret nous dit que depuis lors il traîna une vie languissante jusqu'à sa mort......... — Il est encore de la plus grande importance que l'accoucheur examine si l'enfant n'a pas quelque vice de conformation. Voici en général ceux que nous avons représenté.

Vices de conformation des nouveaux nés.

Bec - de - lièvre double. — Sa guérison par le célèbre Desault.

Paupières exactement unies.

Yeux dont l'iris est jaune sans prunelle, provenant , dit-on , de ce que la mère avoit regardé fixement la pleine lune.

Mains en patte d'oie.

Main avec six doigts.

Parties naturelles masculines sur le front.

Cornichons aux bosses coronales.

Cyclope sans nez et le coronal ouvert.

Fœtus sans épiderme.

Barbe au menton.

Face de satyre et le corps velu.

Anus imperforé. — C'est un vice de conformation auquel il faut faire attention et y remédier promptement , autrement l'enfant est perdu.

Fœtus acéphale.

Fœtus sans extrémités inférieures.

Pieds en patte d'oie.

Jambe gauche courbe et le pied n'ayant que trois orteils.

Le spina bifida, etc. etc.

Que doit-on penser de tous ces vices de conformation ? sont-ce des effets du caprice de la mère ? sont-ce des jeux de la nature ? dépendent-ils des desirs de la femme non satisfaits ? sont-ils le fruit d'une imagination vivement frappée ? peuvent-ils arriver après la formation entière du fœtus, etc. etc. ?......

Que répondre à toutes ces objections et à bien d'autres ?...... Rien de satisfaisant, parce que, dans tout cela, il y a bien de la réalité, de la clarté même, mais encore plus d'obscurité. Les femmes seules pourroient donner beaucoup de lumières et éclaircir beaucoup de particularités ; mais en général elles n'aiment pas qu'on leur en parle.

J'ai lu dans un auteur grave qu'un grand métaphysicien, qui veut que les vices de conformation du fœtus dépendent de l'imagination de la mère, étant consulté pour savoir ce qu'une femme enceinte doit faire lorsqu'elle ne peut satisfaire son envie, répondit : *oportet ut nates valdè scalpat*, et elle parviendra plutôt par ce

(87)

moyen à détourner son idée, les esprits s'y portant en foule.

Au reste, l'on a observé que l'usage immodéré des acides, qui font en général les délices des femmes enceintes, rendent la peau des enfans extrêmement sensible et quelquefois même excoriée. — Une femme grosse avoit une telle envie de boire du vinaigre, qu'elle en faisoit sa boisson ordinaire. Elle accoucha d'un enfant à terme, mais sans épiderme; il mourut des douleurs continuelles que lui causoit le manque de cette membrane. — Dans ces cas malheureux, pour diminuer au moins les souffrances du pauvre innocent, on pourroit l'enduire de quelque corps gras, comme du beurre frais, de la bonne huile de lin, etc.

Nous avons aussi représenté certaines maladies affectées aux enfans, telles que la rougeole, la petite vérole, etc, ainsi que l'inoculation, pour la prévenir et la rendre moins meurtrière.

Objets *concernant l'Allaitement.*

L'allaitement est le premier devoir d'une mère et peut-être le plus important pour son enfant; en conséquence nous avons représenté une jeune dame donnant à téter à son enfant avec cette joie pure que ressent une digne mère en s'acquittant de ce devoir sacré. En effet, à peine

les petits des animaux sont-ils nés, que, par
un instinct naturel, ils se traînent vers les mamelles de leur mère pour y prendre leur nourriture : l'enfant né, au contraire, reste sur son
dos, et il y périroit infailliblement si on ne le
portoit au sein pour y puiser sa subsistance.
Que de soins! que de peines ne donnent pas
les enfans! et qui, aussi bien qu'une bonne
mère, peut remplir cette pénible tâche?.....
On ne sauroit donc trop recommander aux mères
de nourrir leurs enfans; et, si l'on a le bonheur
de réussir, l'on aura prévenu des maux incalculables; car, n'en doutons point, les négligences
que les mères apportent pour nourrir leurs enfans, outre les maladies graves qu'elles s'attirent
très-souvent, c'est qu'elles sont encore une des
causes les plus fécondes de la dépopulation.....
Rien n'est plus exemplaire que l'action de la
reine Blanche, qui fit vomir à son fils le lait qu'il
avoit sucé d'une dame de la cour! Rien n'est plus
beau qu'une Homélie de S. Chrisostôme sur le
devoir des mères envers leurs enfans nouveaux
nés!......... Plutarque, l'illustre chancelier de
l'Hôpital, Hecquet, J. J. Rousseau et beaucoup
d'officiers de santé, n'ont rien oublié sur cet
objet important ; fasse le ciel que leur zèle et
leur éloquence fructifient toujours de plus en
plus!...... C'est sans contredit l'un des plus

signalés bienfaits qu'ils aient rendus à l'humanité !

Cependant, malgré tous les avantages que l'allaitement procure aux mères, santé, satisfaction,
gaieté, doux plaisir, il s'en trouve encore une
infinité d'indociles à la voix de la nature ; mais
aussi que de maux ne s'attirent-t-elles pas ?.....
Une jeune femme des plus accomplies, après
avoir accouché très - heureusement, refusa de
nourrir son enfant, prétextant beaucoup de fu-
tilités ; elle eut même l'imprudence de faire,
contre mon avis, une partie de plaisir par un
mauvais temps, avant que son lait fût entièrement passé. Il se fit aussi-tôt une répercussion,
puis un dépôt laiteux considérable sur la région
du sacrum, vulgairement le croupion. Craignant
mes reproches, elle se confia à un moine, bon
botaniste et qui avoit quelques connoissances de
l'art de guérir, qui, voyant la gravité du mal,
ne voulut point s'en charger, et je fus appelé.
Je feignis d'avoir tout oublié pour lui épargner
la honte de n'avoir pas suivi mes conseils. Le
dépôt étoit si considérable, qu'il occupoit toute
la région lombaire et les fesses ; en sorte qu'elle
ne pouvoit rester que couchée sur le ventre. Elle
fut huit jours dans cette pénible et cruelle situation, malgré les prompts secours que je lui don-
nai ; enfin, l'abcès perça à la marge de l'anus,

et je fis en sorte qu'il n'y eût que cette ouverture.
Elle fut parfaitement guérie en quarante-cinq
jours : mais combien de douleurs inouies ne
souffrit-elle pas pour avoir méprisé son principal
devoir de mère, le pouvant faire dignement; aussi
s'en est-elle bien rappelée.

Nous avons non-seulement représenté cette
maladie, mais encore d'autres provenant de la
même cause, telles qu'un abscès formidable à
la cuisse, un autre aux grandes lèvres et au pé-
rinée, des duretés, des inégalites, des tensions,
des inflammations, des excoriations, des abscès,
des ulcères aux mamelles, etc., sans compter
celles qui restent estropiées ou languissantes. Il
faudroit que les femmes indociles vinssent voir
tous ces objets, et elles apprendroient à être
prudentes et à écouter la voix de la nature !

Mais lorsque des raisons urgentes forcent à
prendre une nourrice, il faut alors être très-
scrupuleux sur le choix (car de la dépend, plus
qu'on ne pense, l'état physique et même moral
de l'enfant.) Premièrement il seroit à souhaiter
que la nourrice fût à peu près de l'âge de la mère,
ou depuis vingt jusqu'à trente-six ans; mais il
est très-important qu'elle soit d'une constitution
saine et même vigoureuse, qu'elle n'ait point
de glandes engorgées, que les mamelles soient
égales, bien formées sans être trop volumineuses,
sans cicatrices et sans duretés, que le mamelon

soit piriforme, ni dur, ni trop gros et sans gerçures, que les dents soient blanches et que les gencives sur-tout soient très-saines, car la pratique m'a fait observer qu'elles commencent à s'altérer même chez les nourrices agrestes ; ce que j'attribue en partie à l'usage trop fréquent que le peuple fait aujourd'hui du poivre et autres épiceries ; car, comme il abuse de tout, il est très-important de le surveiller de près. Il n'est pas moins essentiel que le lait de la nourrice soit abondant, sans odeur, qu'il soit d'un beau blanc azuré, parce que celui qui est trop épais, tarit promptement et désigne souvent la grossesse : on doit aussi s'informer si elle a accouché à terme d'un enfant vivant et sain, si elle n'a jamais été rachitique, ni ses enfans ; c'est pourquoi il convient qu'elle soit bien faite, que sa peau soit ni rude, ni sèche, ni boutonnée, mais blanche, ferme et d'une belle carnation ; cependant ici la brune doit être préférée à la blonde, et celle dont les cheveux sont châtains à toutes les autres, mais jamais de rouges : il est bon aussi qu'elle ait un certain embonpoint, que son haleine soit douce, qu'elle soit propre, d'une bonne humeur, et qu'elle soit dans une sorte d'aisance ; enfin, il est très-essentiel qu'elle ait de bonnes mœurs, ainsi que son mari, qu'elle ait l'attention de ne point donner à téter à son nourrison pendant ses repas, après une grande peur, après un accès de colère , ni dans l'ivresse, ni immédiatement après le coït. On ne sauroit aussi trop lui recommander de ne point coucher son nourrisson avec elle, même dans les plus grands froids ; et , comme les nourrices ainsi que la populace sont souvent rétives, il est essentiel de les veiller de près et de leur retracer fréquemment leur devoir.

Ce n'est pas assez que le choix d'une bonne nourrice, il faut savoir encore si l'enfant sympathisera pour ainsi dire avec elle, car il y en a qui s'y refusent constamment, d'autres qui n'ont qu'imparfaitement le méchanisme de la succion; on en a vu même qui, au lieu de saisir le mamelon avec le dessus de leur langue, l'avoient au contraire en dessous, et sont morts faute d'avoir pu pomper le lait : c'est à quoi il faut prendre garde. Il est nécessaire pour que l'enfant puisse pomper le lait, que le mamelon de sa nourrice soit reçu dans la partie supérieure de sa langue creusée alors en goutière : ce n'est pas tout , il faut encore que l'enfant avale, et voilà l'essentiel, car on en a vu qui savoient très-bien pomper et qui sont morts parce qu'ils ne pouvoient pas avaler, attendu qu'il n'y avoit pas de lait ; ainsi, quand on jette les yeux sur un enfant qui tete, ce n'est pas assez de voir ses joues se gonfler et se creuser alternativement, il faut encore que sa gorge exécute la même mécanique, c'est-à-dire, qu'elle se gonfle et se resserre, pour être assuré qu'il avale du lait et non de l'air.

On est tout étonné quelquefois de voir un enfant qui se porte très-bien dépérir à vue d'œil, quoiqu'il paroisse bien téter; c'est qu'on n'a pas fait attention à sa gorge, et on auroit vu alors qu'il n'avaloit rien, ou du moins que très-peu de lait. Quand on entend gémir ces pauvres innocens d'une certaine voix plaintive qui vous attendrit l'ame et vous serre le cœur, la nourrice ne manque pas de vous dire aussi-tôt que l'enfant a le filet, c'est-là son cheval de bataille et son puissant refrein; cependant il est de fait que ce vice de conformation est très-rare, et que cette erreur a souvent fait d'innocentes victimes. — Une dame perdit son enfant par l'ignorance de sa sage-femme en déchirant avec son ongle le prétendu filet. Il y a eu même des accoucheurs assez mal-adroits pour couper les ranines, et alors l'enfant est perdu sans ressource. Ce malheur arriva à un accoucheur favori des dames, quoiqu'il fût encore plus bête qu'ignoran; mais il étoit toujours frisé, poudré à neige, mais élégamment, et c'est tout ce qu'il faut.....

Nous avons représenté le véritable vice de conformation du filet pour qu'on ne s'y trompe pas.

Lorsqu'il n'y a que le prétendu filet de coupé, l'enfant peut aussi périr, parce que la langue n'ayant plus de frein, peut se porter jusques derrière le voile du palais, fermer la glotte, et l'enfant meurt alors comme s'il eût été étranglé. On peut éviter ce malheur en portant promptement le doigt indicateur dans le fond du gosier de l'enfant, ployer le doigt sur la langue, et la ramener ainsi dans la bouche. Ce moyen, adroitement employé, a presque toujours réussi, c'est pourquoi je me fais une obligation de l'annoncer.

Je voudrois bien aussi que les nourrices perdissent la funeste habitude de bercer les enfans pour les endormir....... — J'ai connu un homme qui ne pouvoit s'endormir qu'en faisant faire des roulis à sa tête pendant quelquefois plus d'une heure, ce qui n'étoit pas fort amusant pour sa femme, qui néanmoins couchoit avec lui. Il fut attaqué d'une maladie très-dangereuse pendant laquelle il ne cessoit de faire aller sa tête; cruel défaut qu'il avoit contracté par sa nourrice qui ne savoit l'endormir qu'en le berçant à force. Il y a pourtant plus de quinze cents ans que Galien nous reproche ce funeste usage sans daigner l'entendre, sur-tout en province : il nous engage à les endormir plutôt avec des chansons agréables et monotones. (Je me souviens encore avec attendrissement de celles de ma nourrice.)

Mais on ne doit pas leur raconter des historiettes, ni des fables, ni des contes, comme font beaucoup de nourrices et sur-tout les gouvernantes, à cause des impressions fastidieuses, niaises, timides ou frivoles qu'elles laissent dans le tendre et volumineux cerveau des enfans qui ne peuvent qu'affoiblir l'ame et la rendre pusillanime, d'où découlent peut-être nos insensés préjugés qui font le malheur de l'humanité ; gardez plutôt le silence ou chantez-leur...... — Il y avoit une gouvernante qui cherchoit à endormir un enfant de six ans en lui lisant quelques passages d'Astrée, roman très-estimable d'Honoré d'Urfé.

Quoique je me sois élevé contre les écrits licencieux de Platon, qui blessent non-seulement les mœurs, mais même le bons sens, personne aussi ne rend plus d'hommage que moi aux utiles ouvrages qu'il nous a laissé, principalement aux dialogues où il traite des devoirs des mères et des nourrices envers les enfans ; c'est un morceau digne d'admiration, quoiqu'il y ait beaucoup de choses hors de nos usages ; mais c'est un extrait précieux de tout ce que l'esprit humain a dit de plus sensé et de plus salutaire pour la bonne nourriture et pour la vigoureuse éducation des enfans, qui appartenoit alors entièrement aux femmes ; heureux si, n'abusant point de son beau génie, il ne nous eût laissé que ses ouvrages exemplaires ! — S. Jérôme a aussi traité dignement des devoirs des nourrices ; il leur recommande sur-tout la modération dans leurs plaisirs, car il paroît que de son temps elles étoient très-lassives ; mais rapprochons-nous du nôtre, et disons que lorsqu'une nourrice a ses règles, ce qui annonce pour l'ordinaire du tempérament, on ne doit pas pour cela la changer, comme l'on fait presque toujours ; il suffit de lui parler prudemment ainsi qu'à son mari, et de lui recommander que ses alimens ne soient pas succulens ni épicés, et un peu d'exercice : d'ailleurs, les règles de nourrice vous rassurent en ce qu'elle n'est pas grosse et que son lait s'épure en quelque sorte et devient même plus salutaire à l'enfant, sur-tout quand on voit qu'elle n'est point maigre ni exténuée, comme quelquefois cela arrive, ce qui exige de l'attention......

Il n'en est pas de même d'une nourrice ivrognesse : il faut alors prendre les arrangemens convenables pour la changer au plutôt, car je ne connois pas de défaut qui entraîne plus de malheurs que celui-là : je ferois trembler si je les rapportois..... En connoissant la sobriété des anciennes romaines, j'ai été étonné de voir, dans une comédie de Plaute, que les nourrices se munissoient d'une large cruche pleine de vin pour en boire même la nuit, *ut dies noctesque potet*, dit-il. Il est vrai que dans le midi le vin donne moins à la tête que dans le nord, et qu'il est très-rare d'y voir des ivrognes et encore moins des ivrognesses ; mais je crois plutôt que Plaute a voulu plaisanter ou exagérer, comme cela lui arrive très-souvent.

Dans les trois quarts de la France on donne avec confiance de la bouillie aux enfans : je crois que cet usage est très-pernicieux : je n'entreprendrai pas ici de le prouver, parce que je passerois de beaucoup les bornes que cette notice prescrit, mais je puis assurer que la bouillie donnée aux enfans à la mamelle est leur fléau le plus destructeur, soit par des tranchées, soit par des convulsions, soit par des obstructions qu'elle leur donne, et je ne doute point que le rachitis n'y puise aussi une bonne dose : ainsi, jamais de la bouillie aux enfans à la mamelle, mais à huit mois ou environ, donnez-leur plutôt un peu de panade bien claire et bien faite.

On m'a souvent demandé à quel âge on doit sévrer les enfans : j'ai répondu vers le quinzième mois, lorsqu'il n'y a point d'inconvénient : autrement il faut agir selon les circonstances en suivant attentivement les avis des personnes de l'art : mais qu'on se souvienne toujours que le lait de la nourrice est une grande ressource dans les maladies des enfans, et sur-tout dans la dentition.

Au reste, avant de finir cet article, j'ai cru être obligé de rapporter une observation très-importante : Un accoucheur chargé de choisir une nourrice pour un enfant très-sain, il s'en présente une jeune et de bonnes mœurs, au rapport de tous ses voisins , qui lui cachèrent pourtant qu'elle étoit épiliptique et qu'il ne l'apprit que l'orsque l'enfant en fut malheureusement attaqué.

Résumons enfin et disons que le devoir d'une bonne nourrice est celui auquel une bonne mère doit aspirer, à l'exemple de celle d'Isaac, de Moïse, de Samuel, des Machabées, etc., sans parler d'Hécube, de Pénélope et de tant d'autres mères vertueuses qui ont allaité leurs enfans !...

Tels sont en général les objets qui composent mon Cabinet et les réflexions que j'ai cru devoir faire. Voilà mon travail, voilà ma pensée..... fasse le ciel qu'ils tournent toujours au bien de mes semblables !

TABLE
DES ARTICLES.